299471

Menschen mit Ichthyose

Ein Bildband

mit Fotografien von Uta Süße-Krause
nach einer Idee von Sabine Wiegandt

Impressum

Herausgegeben von der „Selbsthilfe Ichthyose e. V."

Bundesgeschäftsstelle
Rheinstraße 18
36341 Lauterbach
www.ichthyose.de

1. Auflage 2003

Idee und Konzeption: Sabine Wiegandt, Lauterbach
Fotografie: Uta Süße-Krause, Knittlingen
Gestaltung: Karin Weiß-Jumpertz
Satz und Layout: Weiß & Jumpertz, Oberderdingen
Reproduktion und Druck: DRUCKZONE & Co. KG, Cottbus
ISBN-Nr. 3-00-011199-9

© bei den Herausgebern

Um das individuelle Persönlichkeitsrecht der Beteiligten zu schützen, ist die Verwertung der Texte und Bilder, auch auszugsweise, ohne Zustimmung des Herausgebers urheberrechtswidrig und strafbar. Das gilt auch für Vervielfältigungen, Übersetzungen, Mikroverfilmung und die Verarbeitung mit elektronischen Systemen.

Menschen mit
Ichthyose

Ein Bildband

mit Fotografien von Uta Süße-Krause
nach einer Idee von Sabine Wiegandt

Für alle Menschen, die jeden Morgen neu ihr Leben mutig in die Hand nehmen

VORWORT

Einen Bildband über eine Hauterkrankung zu machen, der nicht in erster Linie eine medizinische sondern eine zwischenmenschliche Grundlage hat, mutet viele wohl beim ersten Hinschauen seltsam an. In einer Welt, die immer mehr durch Äußerlichkeiten anstatt inneren, menschlichen Werten besticht, ist es schwer, als jemand, der „anders" ist, anerkannt zu sein.

Dass Menschen bereits in jungen Jahren in ihrem Äußeren so verunsichert sind, dass sie zu plastischer, kosmetischer Chirurgie flüchten, um in der Gesellschaft bestehen zu können, ist erschreckend. Grund genug für mich, dieses Buch mit eben diesen Menschen, die von einer schweren angeborenen Ichthyose betroffen sind und den ästhetischen Maßstäben nicht entsprechen, auf den Weg zu schicken.

Ichthyosen sind schwere Verhornungsstörungen, die in dieser ausgeprägten Form nur bei 1000 - 2000 Menschen in Deutschland auftreten. Von Geburt an leiden diese Menschen an extrem trockener, schuppiger Haut – manche Formen haben auch eine Blasenbildung, verursacht durch äußeren mechanischen Druck. Wieder andere Menschen müssen mit einer feuerroten Haut zurechtkommen, die an eine Verbrennung erinnert, und die es ihnen nicht ermöglicht, mal einfach so in der Menge unterzutauchen oder unbeobachtet einen Kaffee zu trinken.

Allen gemeinsam ist eine große Einschränkung des Körpers – sie können nicht schwitzen und entwickeln im Sommer oft hohe innere Temperaturen, die bis zum Hitzekollaps führen können. Das ist gerade für kleine Kinder eine enorme Einschränkung, spielt sich doch das Leben im Sommer vorwiegend draußen ab ...

Menschen mit Ichthyose müssen jeden Tag aufs Neue mit ihrer Hautpflege eine Sisyphusarbeit verrichten. Die alte, trockene Haut muss mechanisch mit Bimsstein oder rauhen Lappen abgerubbelt werden. Das ist eine stundenlange, kraftzehrende Arbeit. Da die Haut genauso trocken nachwächst, muss diese Prozedur jeden Tag wiederholt werden, will man nicht auch noch schmerzhafte Risse in Kauf nehmen, die entstehen, wenn die Haut zu dick und trocken wird. Ich habe großen Respekt vor jedem, der sich in dieser Art jeden Tag ein Leben lang pflegt.

Dieses Buch soll ein Mutmachbuch sein – für betroffene und nicht betroffene Menschen. Mut machen zum Leben, das für jeden etwas bereit hält: Aufgaben und Herausforderungen ebenso wie Freundschaft, Glück und Nähe.

Da ich selbst zwei Kinder mit Ichthyose habe, weiß ich, dass es nichts nützt, mit dem Schicksal zu hadern, dass es eben nicht immer nur die Anderen sind, die mit Krankheit und Behinderung zurechtkommen müssen, sondern diesmal hat es mich und uns getroffen, und ich will mich dieser Herausforderung stellen – mal besser und mal schlechter – wie das Leben eben so ist.

Vor neun Jahren haben Eltern aus der Betroffenheit heraus, dass ihnen niemand – auch kein Arzt – helfen kann, eine Selbsthilfegruppe gegründet. Im Austausch mit anderen Eltern und der Begegnung mit erwachsenen Betroffenen haben wir nun ein großes Potenzial an Verständnis und Hilfestellung aufbauen können. Es ist wichtig, Menschen zu kennen, denen man nicht erst erklären muss – die wissen, um was es geht, die trösten und helfen können.

Mit diesem Buch nun möchten wir das erste Mal auch nach außen treten, mutig uns zeigen, einen Teil unseres Lebens und unserer Lebensqualität mitteilen.

Es sollte jedem bewusst sein, dass es nicht nur den völlig gesunden Menschen gibt, sondern dass wir als Gesellschaft auch eine gewisse Verpflichtung haben gegenüber kranken Menschen, eine Verpflichtung zur Integration. Die Worte „Solidarität" und „Gerechtigkeit" sollten nicht nur in Feiertagsreden vorkommen. Für alle kranken und behinderten Menschen wünsche ich mir, dass sie mehr Verständnis, mehr Achtung bei den Mitbürgern finden – auch bei den sie behandelnden medizinischen Betreuern.

Es sind nicht die mitleidigen Blicke, die wir brauchen, keine bedauernden Prognosestellungen, was das weitere Leben anbelangt. Wir wünschen uns Menschen, die uns die Hand reichen, die sich für uns als Menschen interessieren, die wissen wollen, warum wir „anders" aussehen und nicht nur peinlich berührt wegschauen oder uns anstarren, als wären wir Zootiere.

Mitleid hilft uns nicht – oder nur sehr begrenzt. Sätze wie: „Ach, das arme Kind, was haben Sie denn mit dem gemacht?" reißen einen riesengroßen Graben der Verzweiflung und auch der Wut. Wir haben eine Sehnsucht nach Offenheit, Freundlichkeit und gegenseitiger Achtung. Vielleicht können die Menschen, die sich in diesem Buch mit großer Offenheit und Selbstverständlichkeit vor der Kamera gezeigt haben, eine Brücke des Verständnisses bauen.

Wir werden in den nächsten Jahren nicht die perfekte Cleopatra-Nase oder den silikonvergrößerten Busen brauchen – auch der künstlich verlängerte Penis wird uns nicht weiterbringen – wir werden Menschen mit einem großen Herzen brauchen, die in dieser Zeit wieder auf das Wesentliche des Menschseins hinweisen.

Danken möchte ich an dieser Stelle meiner Freundin und Fotografin Frau Uta Süße-Krause, die mit unglaublicher Feinfühligkeit und dem Auge des aufmerksamen und liebevollen Beobachters die Personen in diesem Buch bei einem Jahrestreffen 2002 in Schmitten darstellen konnte. Auch Frau Karin Weiß-Jumpertz gilt mein Dank. Mit großem Einfühlungsvermögen hat sie Bild und Text in die richtige Form gebracht und den künstlerischen Aspekt der Bilder immer wieder ins rechte Licht gerückt. Ein herzliches Dankeschön auch an die Firma Druckzone und die Firma PAPIER UNION, ohne deren finanzielle Unterstützung die Herausgabe des Buches in dieser Form nicht möglich gewesen wäre.

Der größte Dank jedoch gebührt den Menschen, die bereit waren, sich fotografieren zu lassen und somit große Teile ihrer Persönlichkeit – auch ganz intimer Dinge – preiszugeben. Danke!

Sabine Wiegandt

Christine

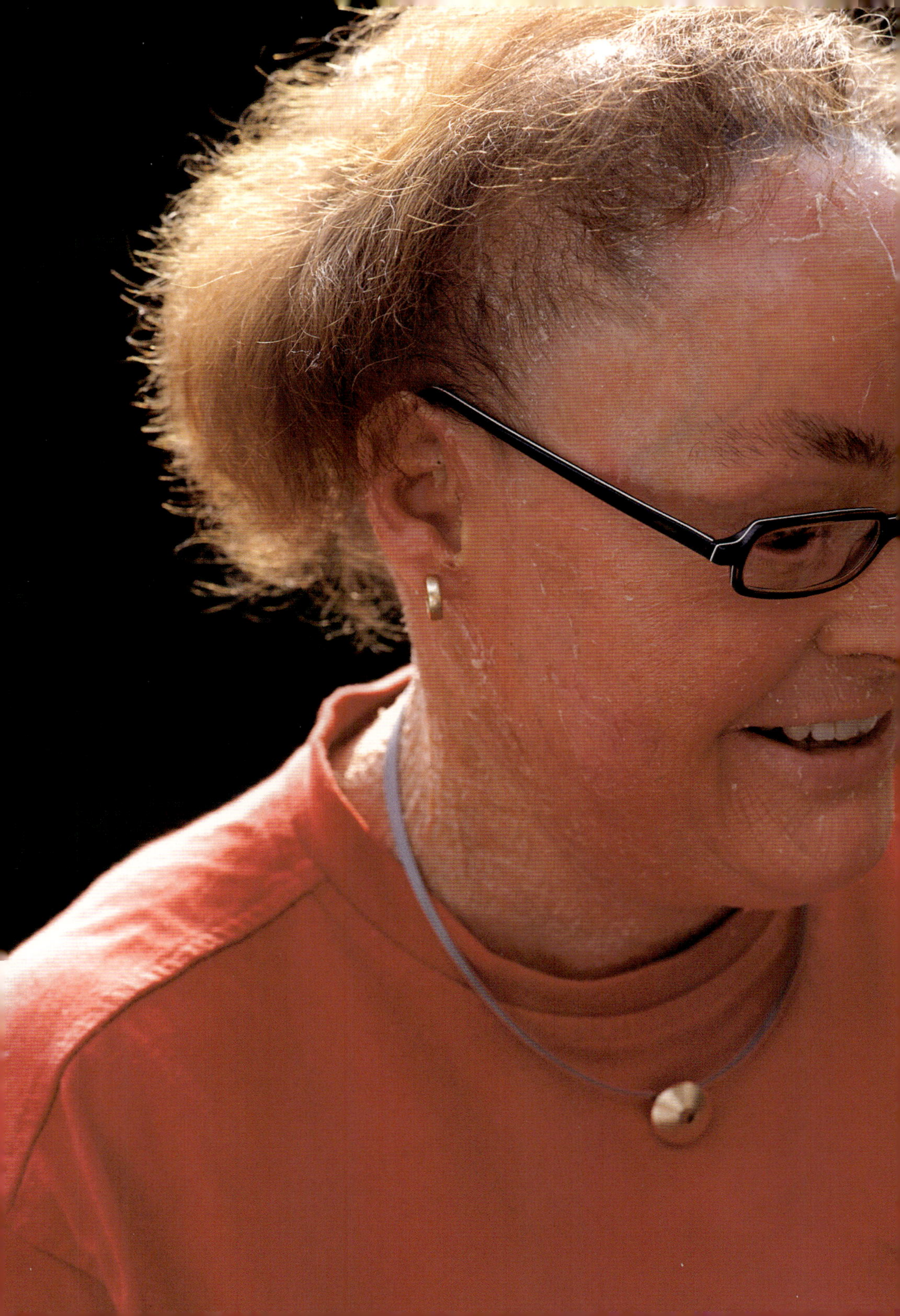

Ich will keine Mitleidstour.

Sicher war nicht alles einfach, aber deswegen ist mein Leben doch nicht schlecht. Mir geht's gut! Außer dass ich anders aussehe, bin ich gesund. Ich hab' einen Mann, mit dem ich mich gut verstehe, und einen super Sohn. Uns geht es gut.

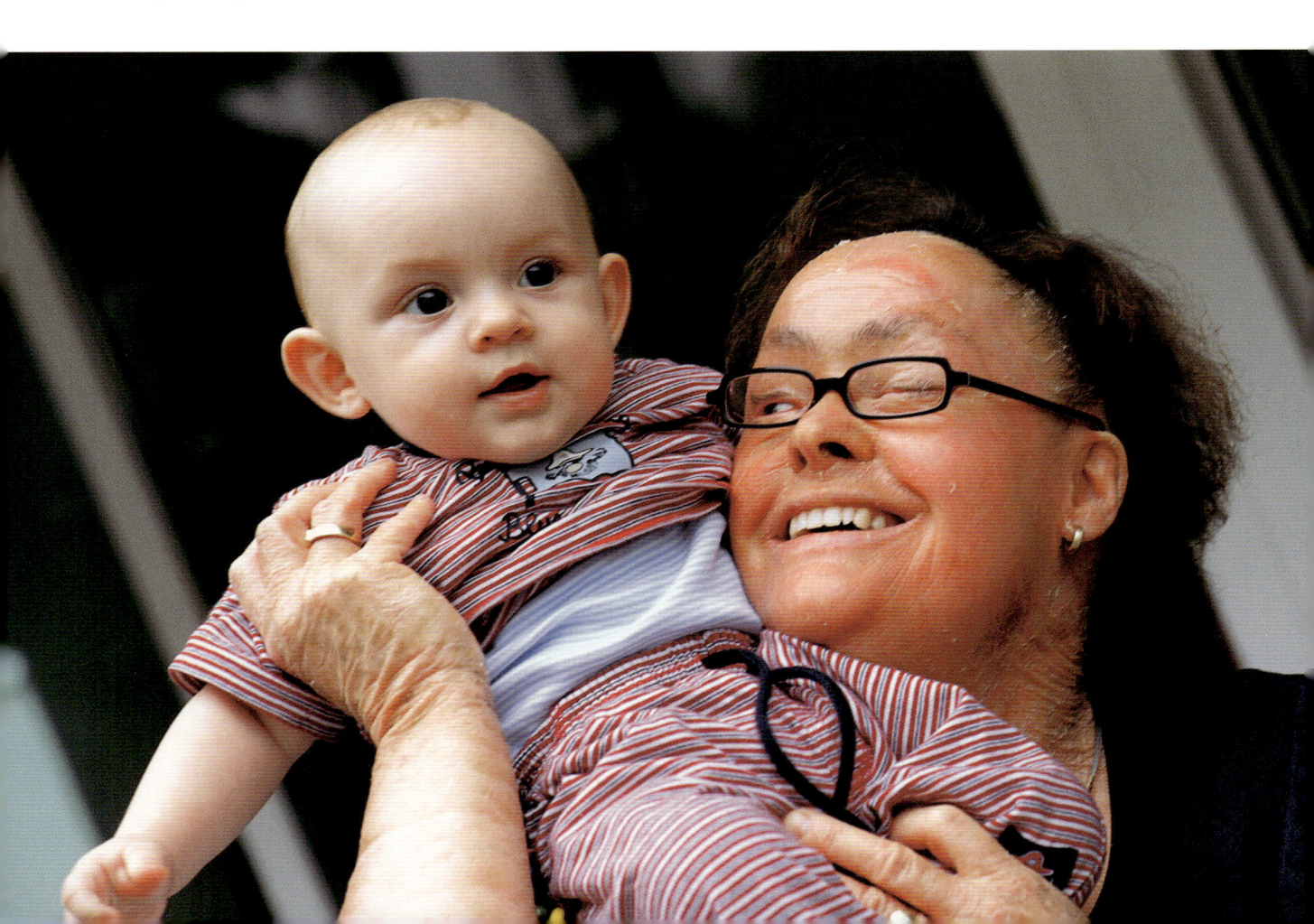

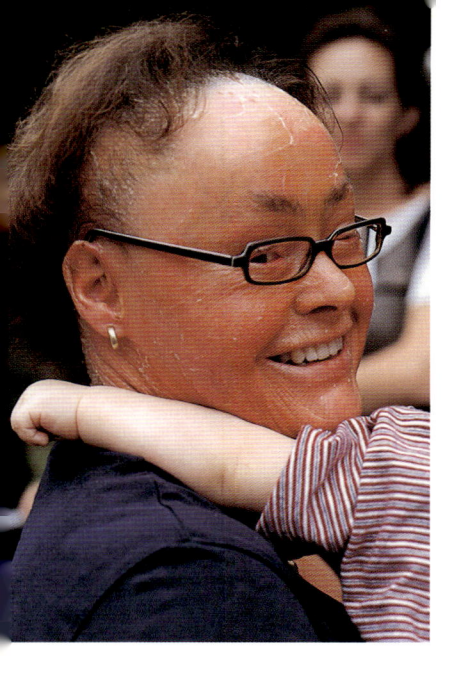

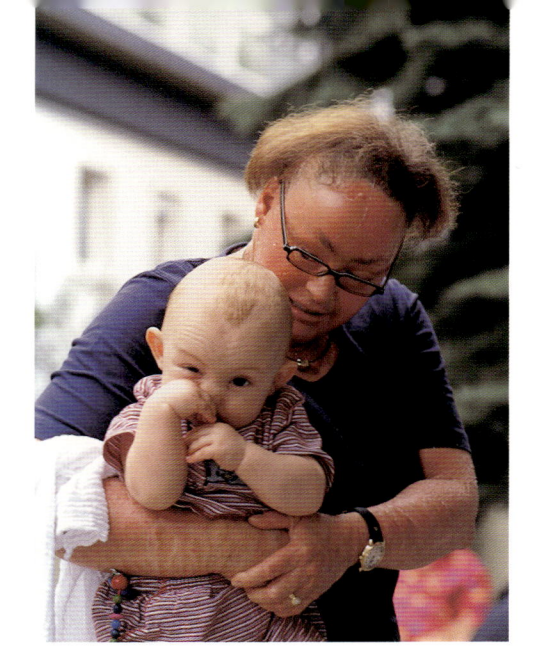

Meine Mama sagt, ich war ein braves Kind. Mein Mann behauptet, ich bin stur wie ein Panzer und nachtragend.

Ich kann mich nicht dauernd mit meiner Haut befassen, das tut mir nicht gut. Ich müsste mich baden, eincremen – hundert Mal am Tag …

Alle fünf Tage ein Badewannenexzess: Ich schrubbere mich – Reinhard schrubbert mich. Eine dreistündige Prozedur. Danach bin ich gereizt und Reinhard müde. Das kann ich nicht jeden Tag machen.

Lieber geh' ich einen Kaffee trinken.

Ich hab' jetzt weniger Probleme wegen mir, als wegen Jan, meinem Sohn. Ich kann mich meiner Haut wehren, aber er nicht. Manches erlebe ich viel schlimmer, weil es nicht mich betrifft, sondern meinen Sohn.

In meinem Wohnort kursierte nach der Geburt von Jan die Frage, ob das Kind wohl adoptiert sei …

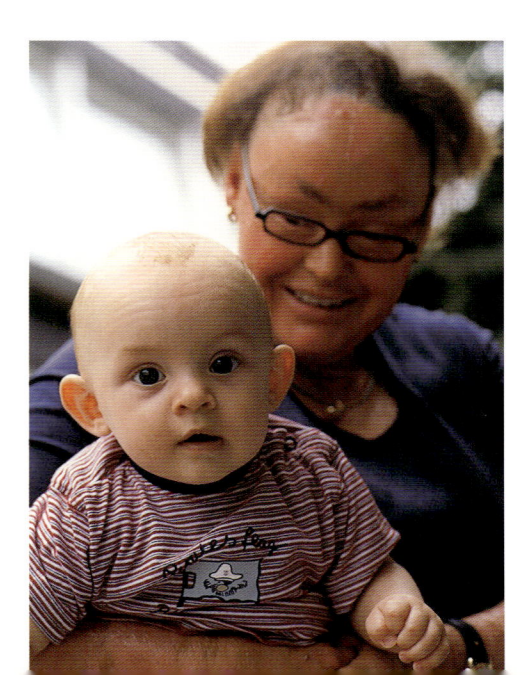

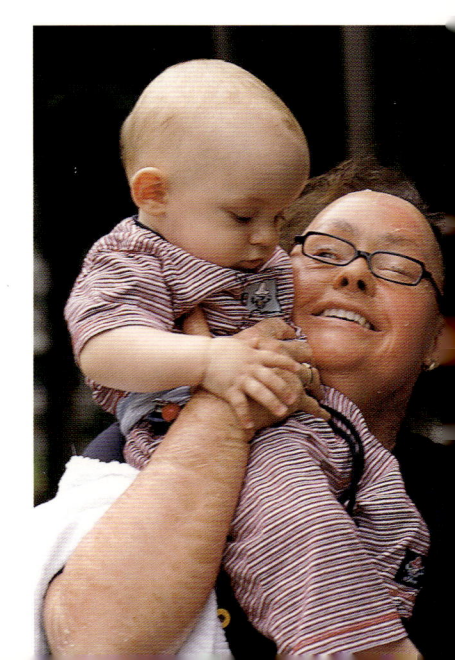

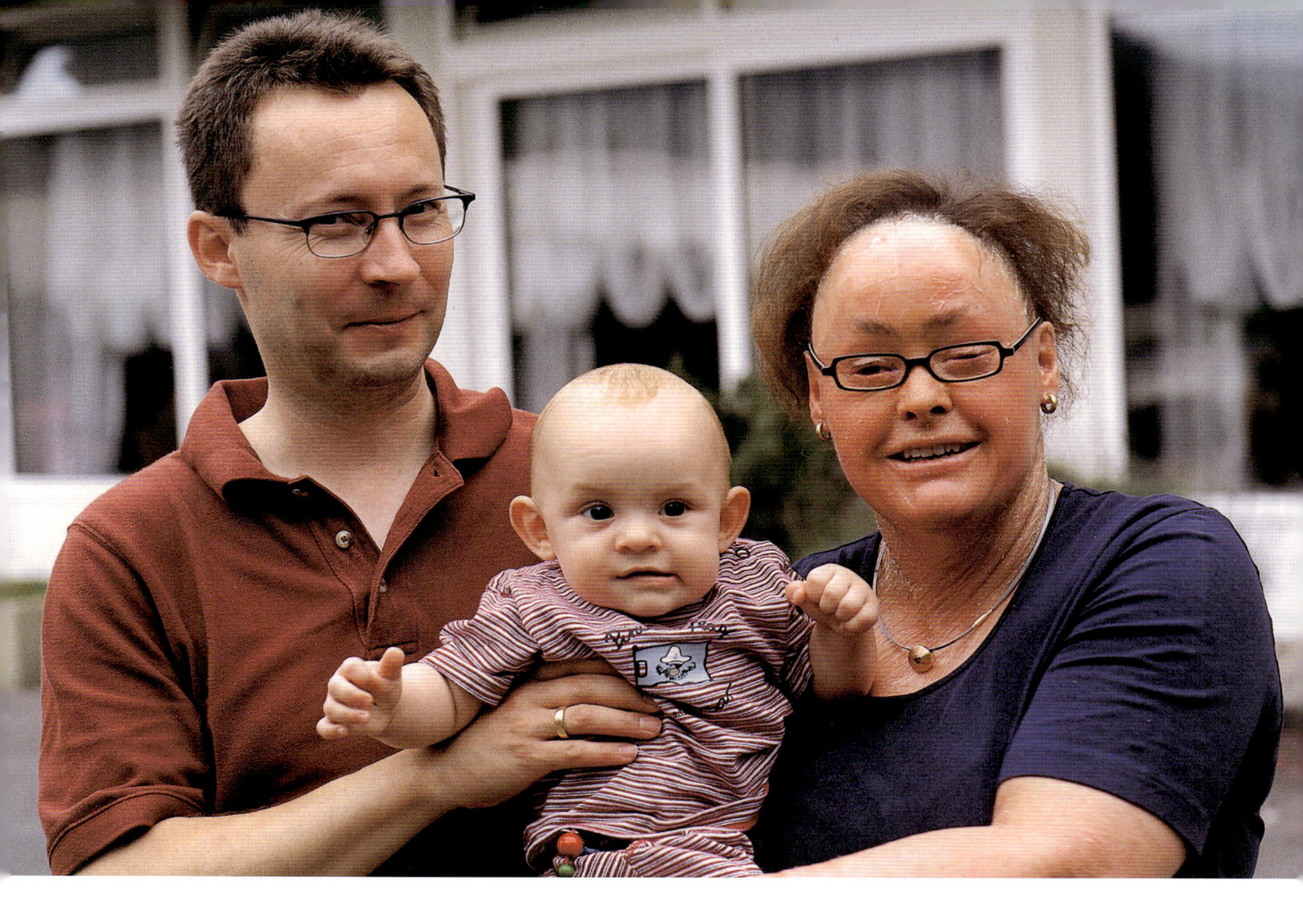

Reinhard: Christine ist offensiv, indem sie auf Leute zugeht und ihnen klarmacht, dass sie nicht anders ist als andere. Damit ist sie schon anders …

Mit 21 Jahren habe ich Reinhard kennen gelernt. Zuerst als Freund – dann entwickelte sich mehr. Wir haben uns als Menschen gefunden, nicht als Äußerlichkeiten. Reinhard geht an die Decke, wenn man ihn toll findet, weil er mit mir zusammen ist. Er findet das unverschämt. Als ich ihn frisch kennen lernte, dachte ich, ich müsse ihm dankbar sein. Das hat uns fast auseinander gebracht.

Die Grundschule im Dorf war eine schöne Zeit. Ab dem ersten Tag in der fünften Klasse Gymnasium in der Kleinstadt war es plötzlich ein Problem: keiner wollte mit mir zu tun haben. Das hielt sich zäh.

Ich hab' mir einen Panzer angeschafft, bin hart, ungerecht und unfreundlich geworden. Mein Opa hat mir erzählt, wie ich damals einem Mädchen vor Wut eine 'runtergehauen hab' …

Aber – in der elften Klasse haben sich fünf Mitschüler bei mir für ihr Verhalten entschuldigt. Seitdem war ich akzeptiert, bzw. nicht akzeptiert – wie alle anderen auch – aber es hatte nichts mehr mit meiner Haut zu tun.

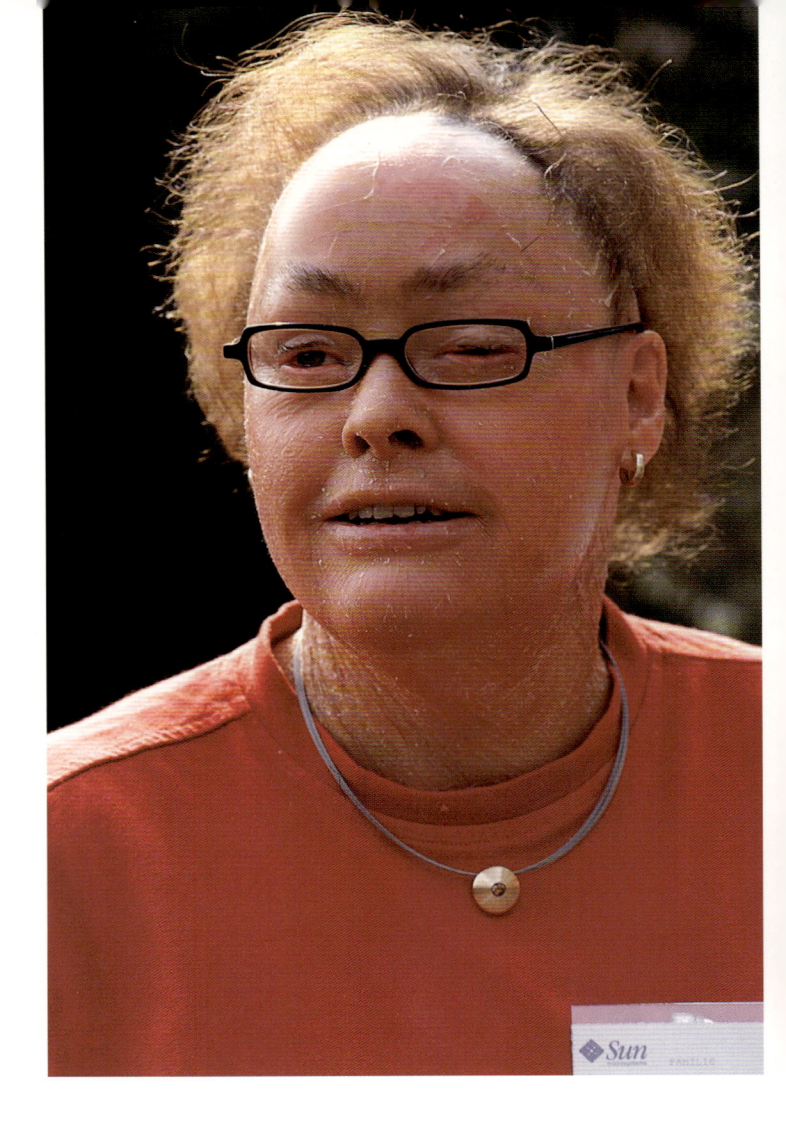

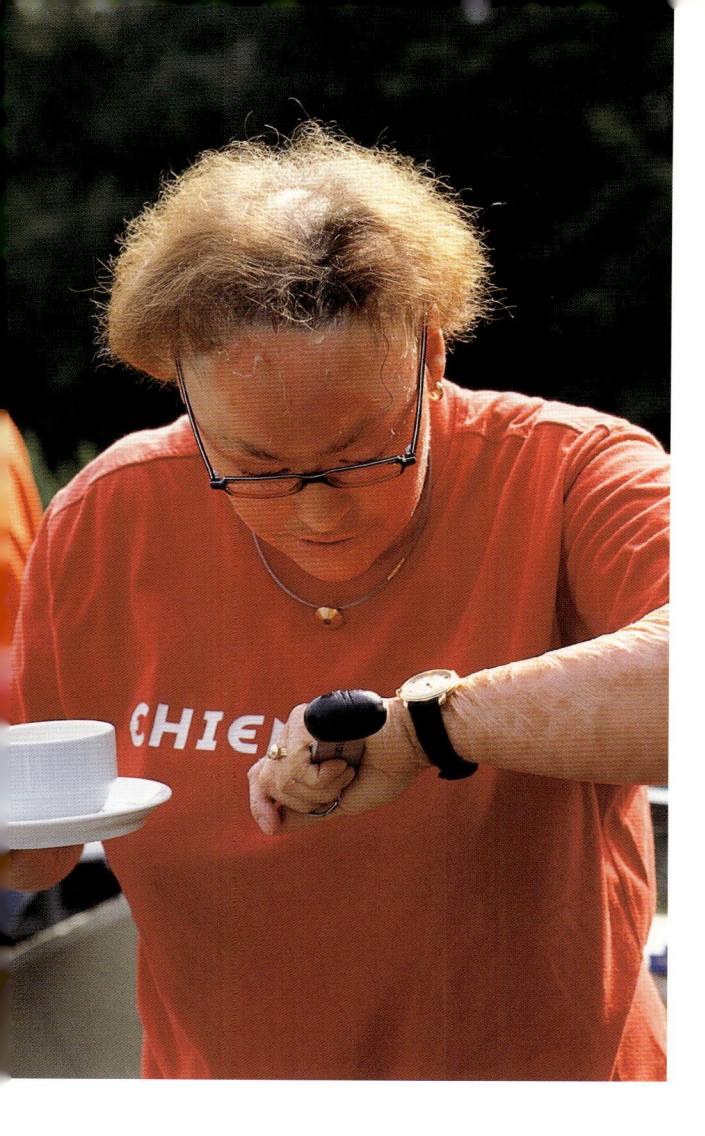

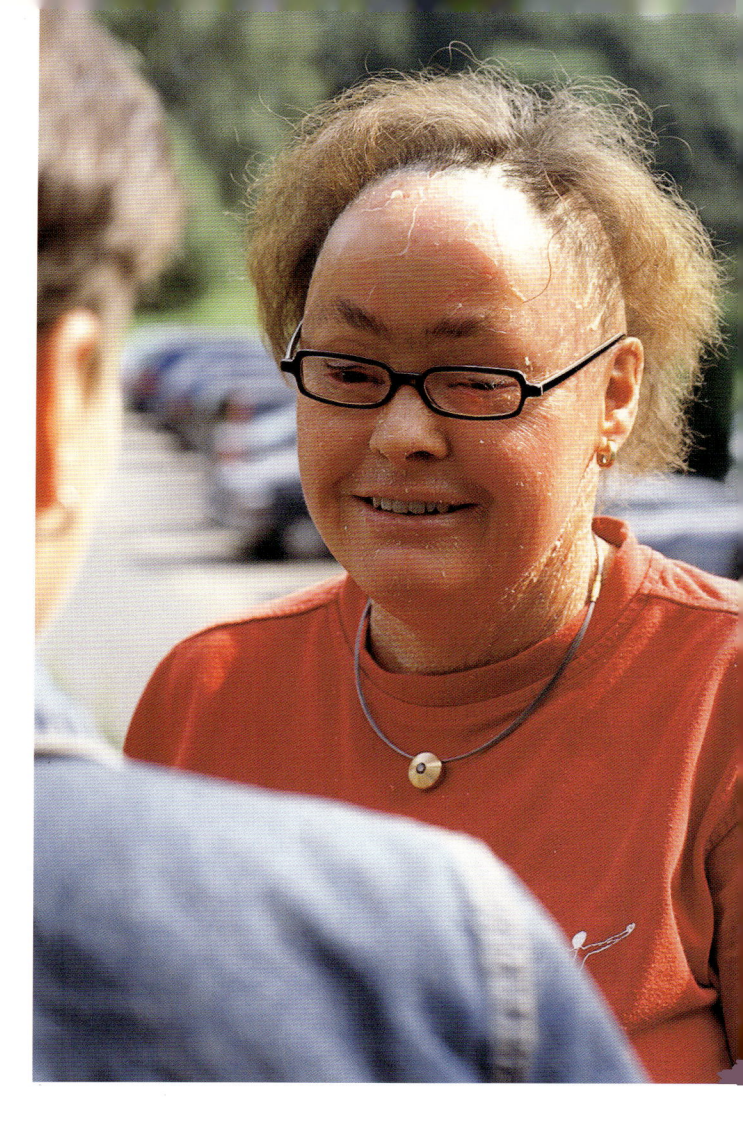

An der Uni hat mir mal ein Professor gesagt, er würde mich bewundern, dass ich studieren würde. Ich hab' nicht verstanden, was er damit sagen wollte, ... sollte ich mich denn ins Eck setzen und einen auf dumm machen?

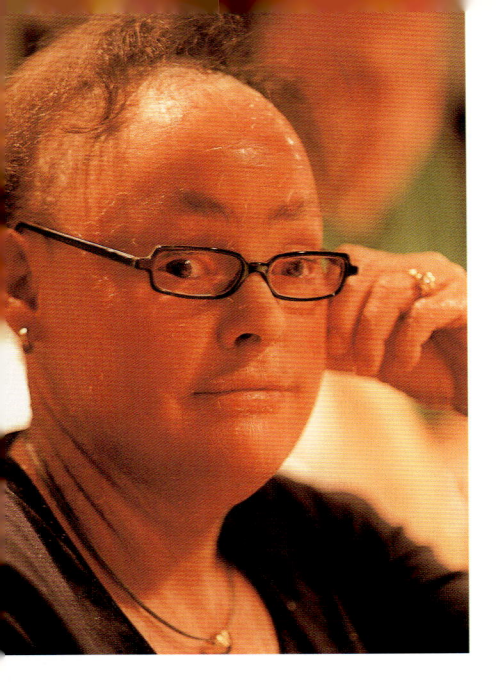

Ich habe zu Reinhard gesagt: „Du musst mit dem Gebrösel leben – wenn ich rumlaufe, brösel ich …"

Im Alltag spielt Ichthyose keine Rolle, außer beim Fleischküchleteigmachen, denn Fleischküchle *(schwäbisch für Frikadelle)* mit Salbengeschmack ist nicht jedermanns Sache.

Also muss Reinhard ran.

Ich will was tun, ich will wieder arbeiten. Mal sehen, am Mittwoch habe ich ein Vorstellungsgespräch für eine Teilzeitstelle als Betriebswirt.

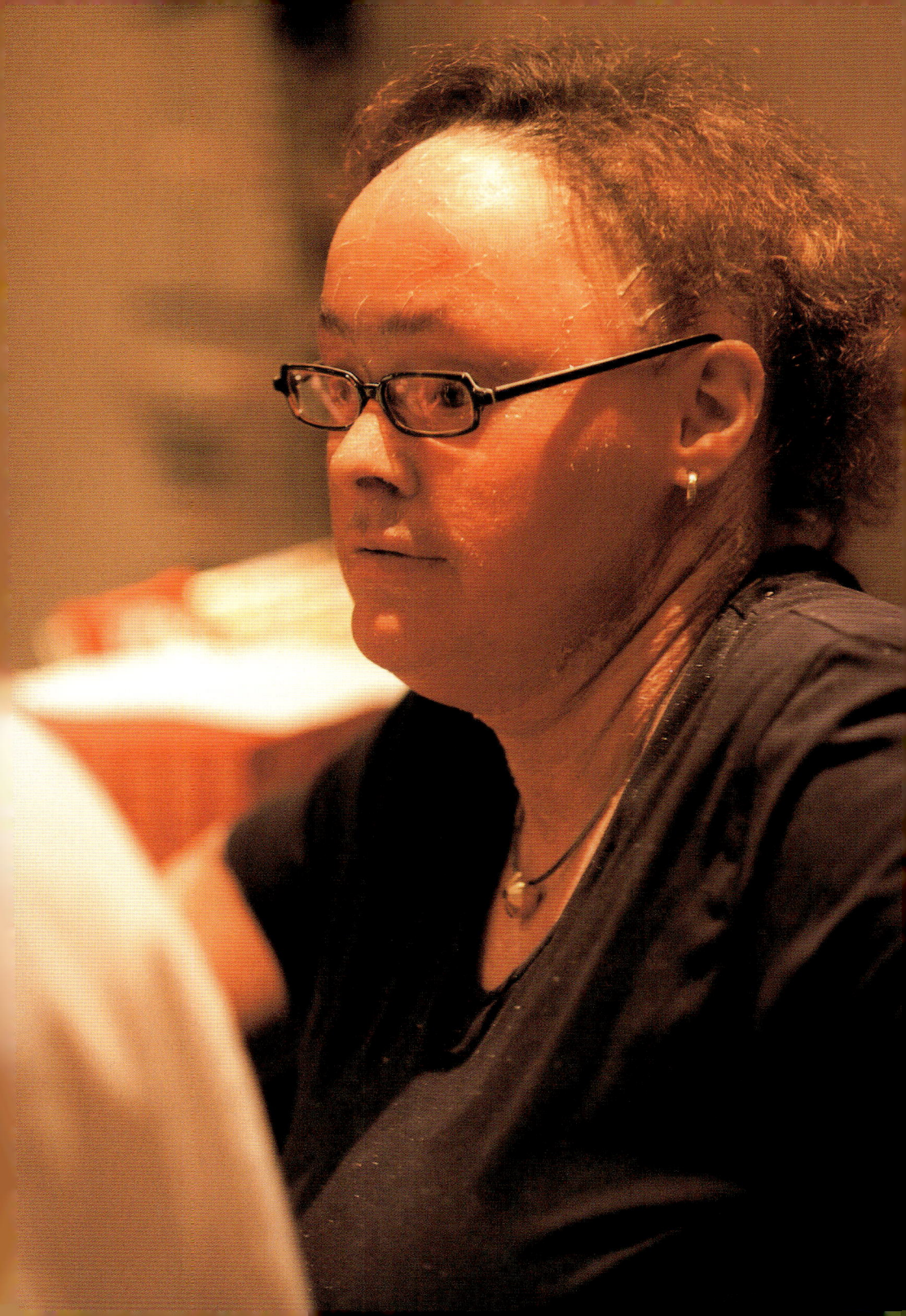

Oliver

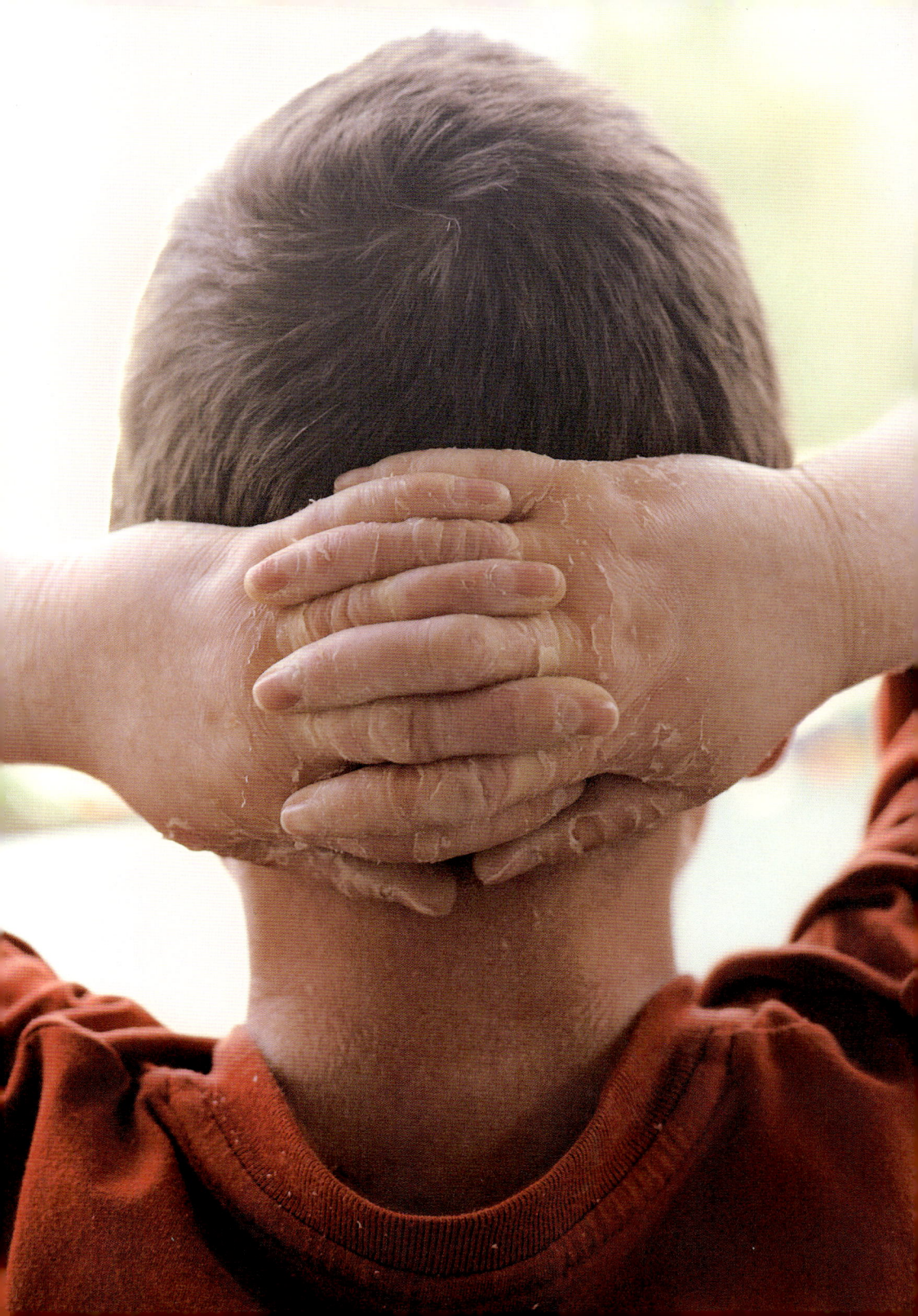

Ich habe am ganzen Körper eine Blasen bildende Ichthyose. Am schlimmsten an den Händen und Füßen. Wenn auf die Haut Druck kommt, bilden sich Blasen, deshalb kann ich auch so schlecht laufen und muss manchmal sogar im Rollstuhl sitzen.

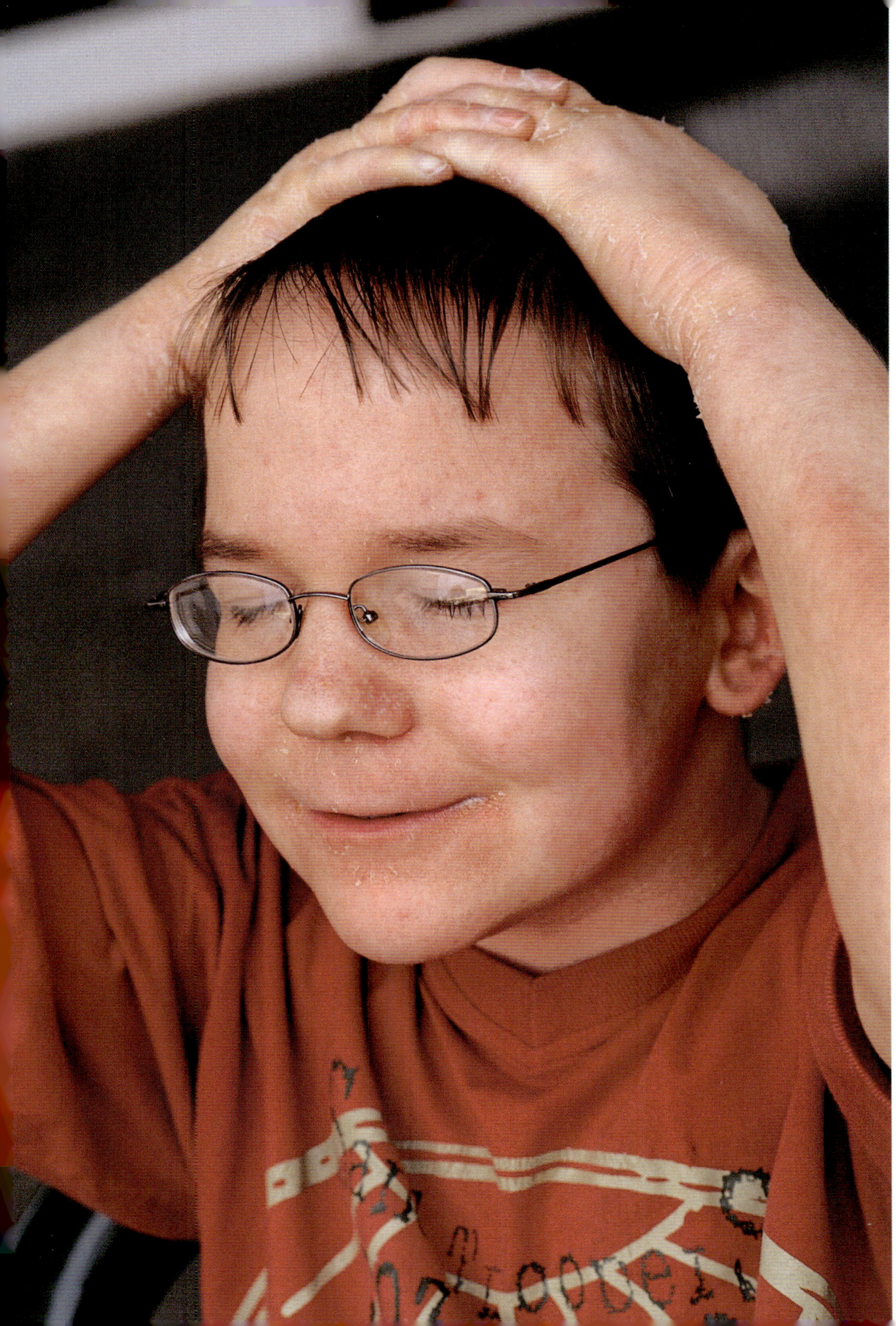

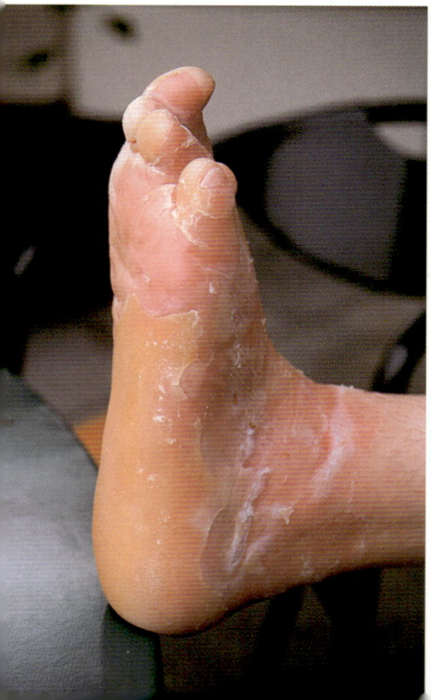

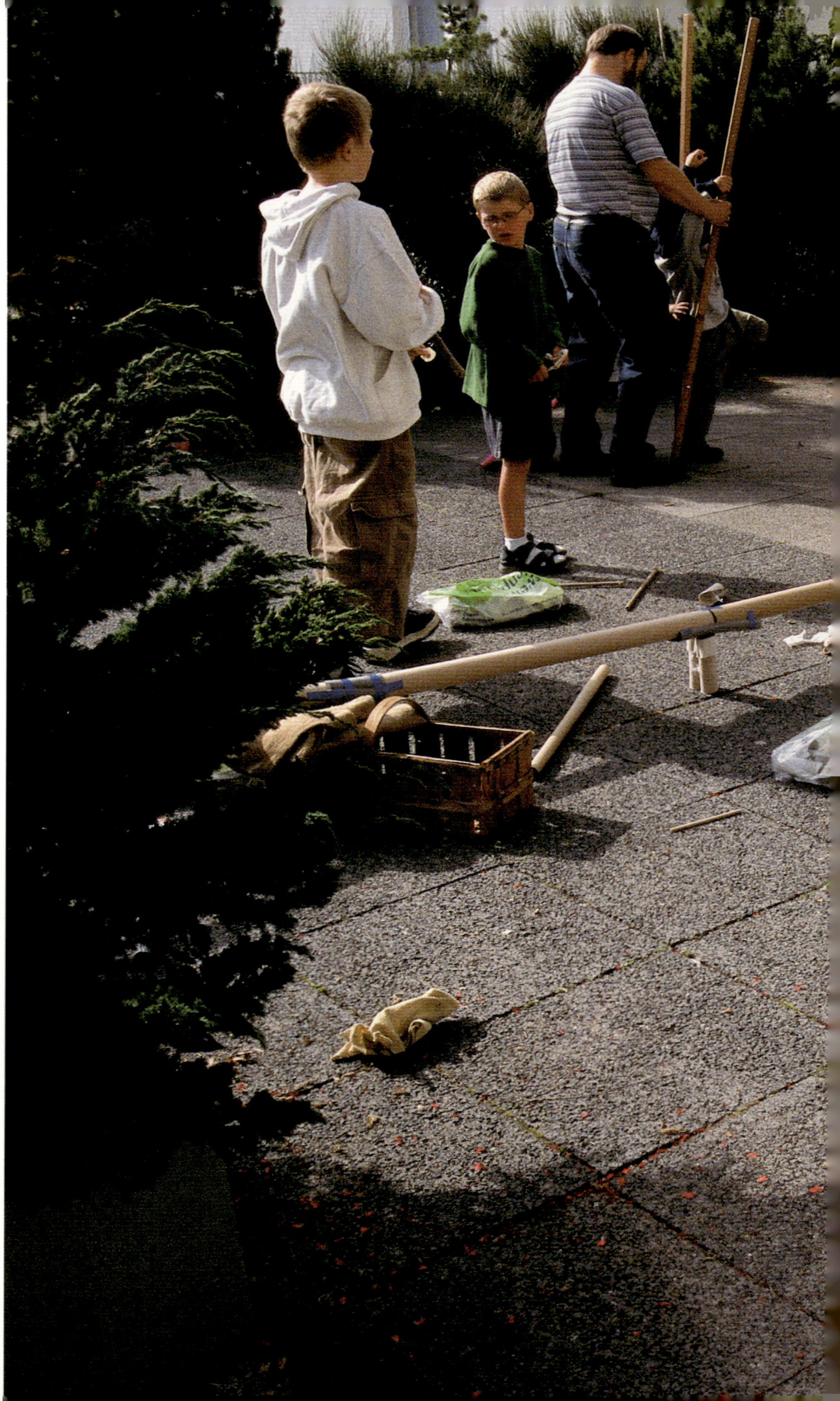

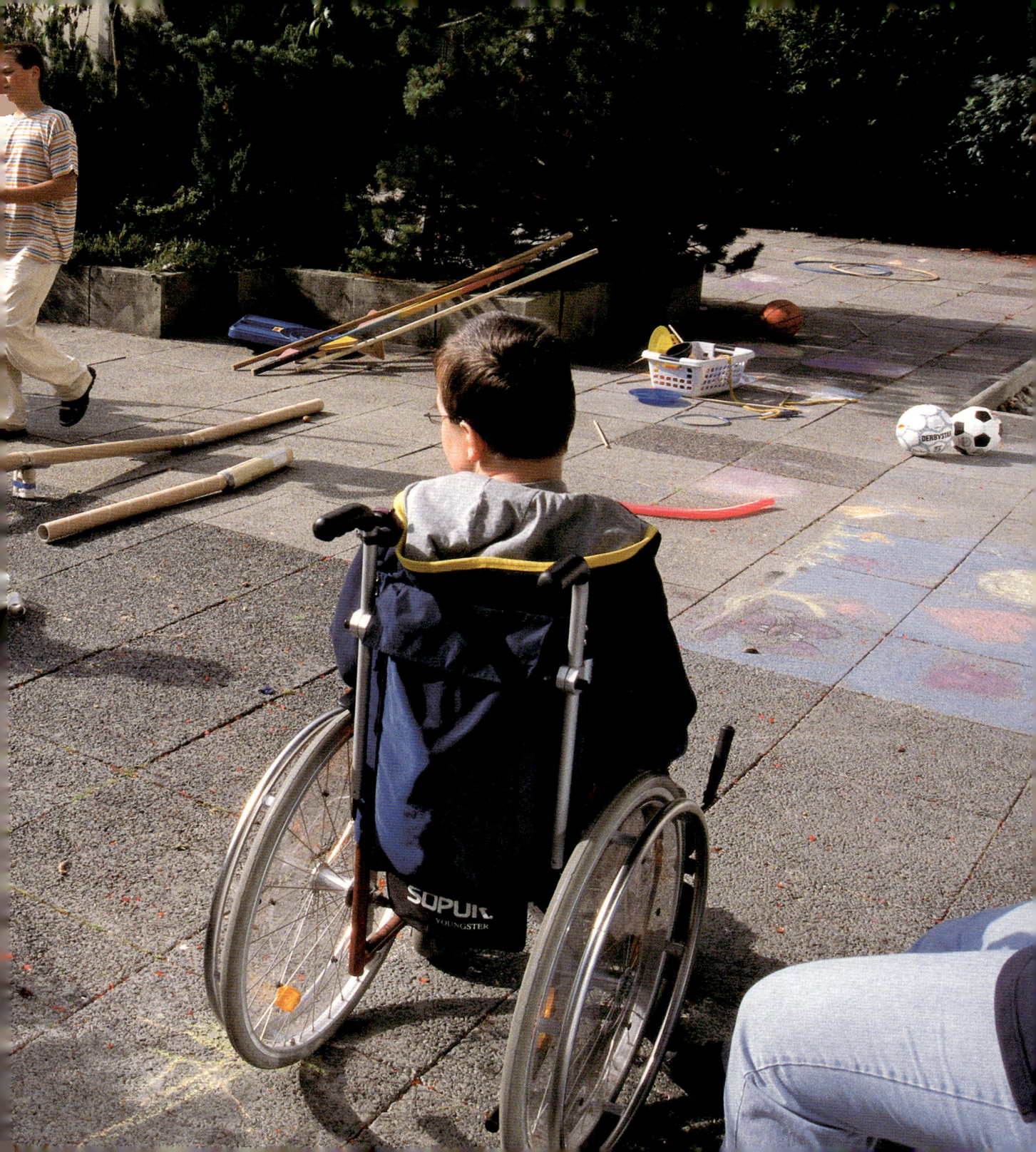

Ich gehe in die siebte Klasse Gymnasium. Bis vor einem Jahr war es gut.

Zum Sitzen brauche ich einen gepolsterten Schreibtischstuhl. Die Mitschüler sind neidisch, weil sie glauben, dass ich Extrawürstchen bekomme. Auch meine Schultasche ist anders als die meiner Klassenkameraden. Sie hat einen weichen Griff und Rollen.

Im neuen Schuljahr will ich mich aus allem raushalten. Ich bin nicht doof, aber in meiner Klasse gelte ich als Streber, weil ich mündlich zwei bin.

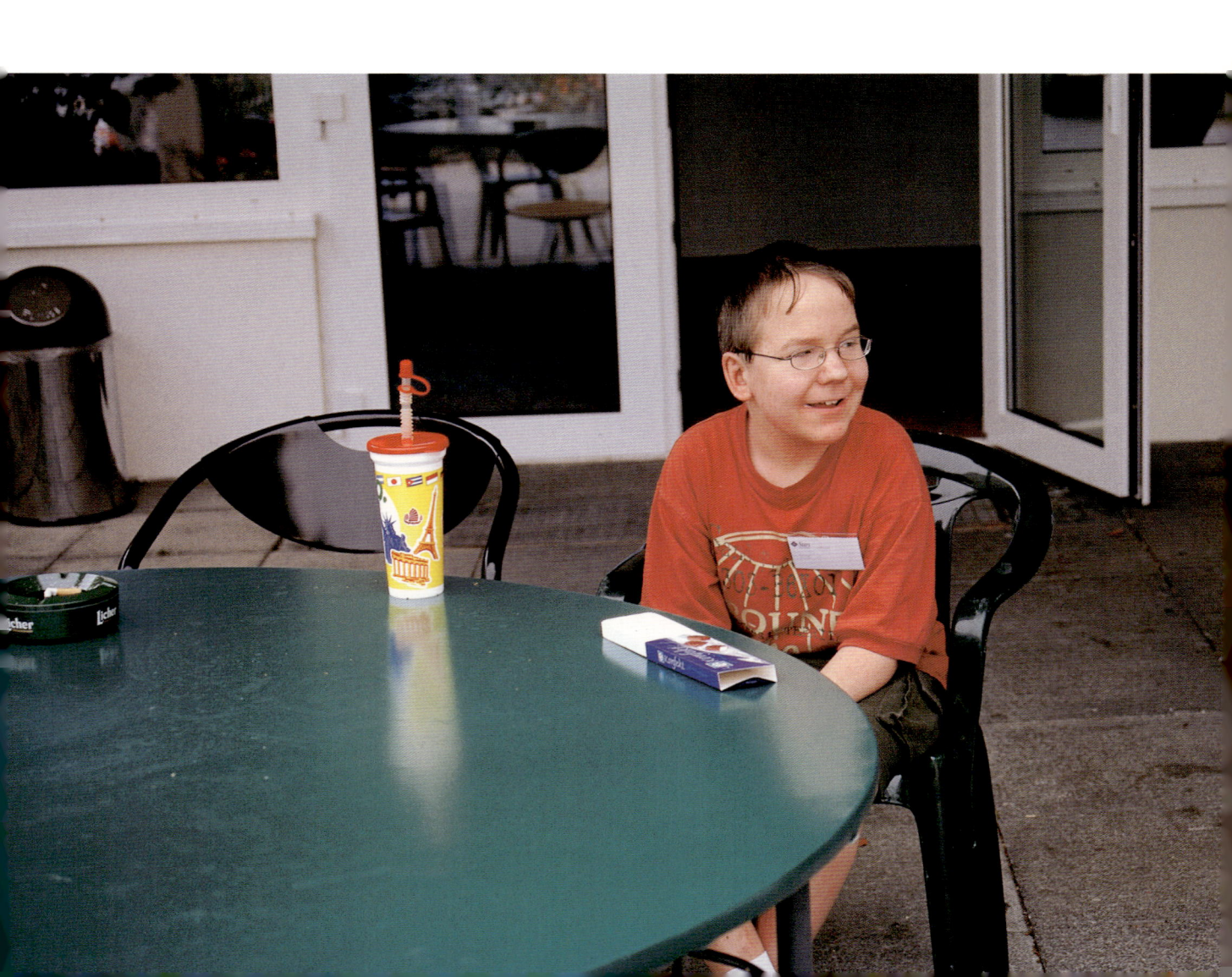

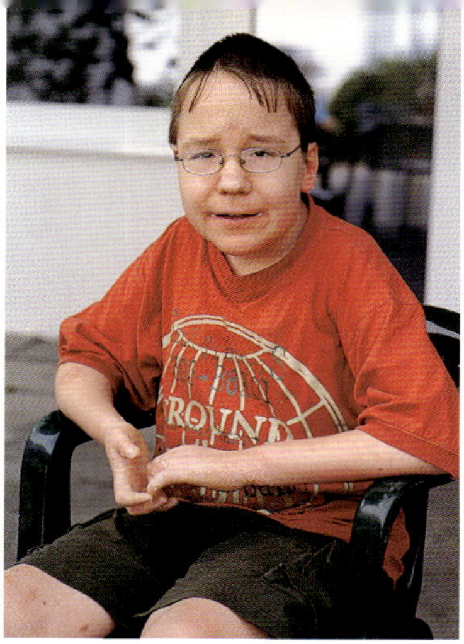
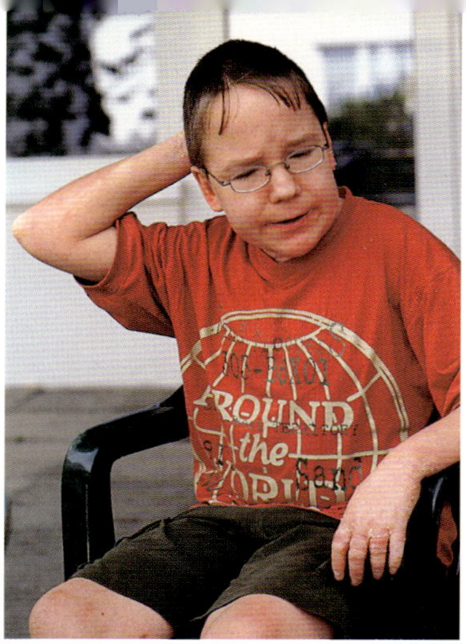
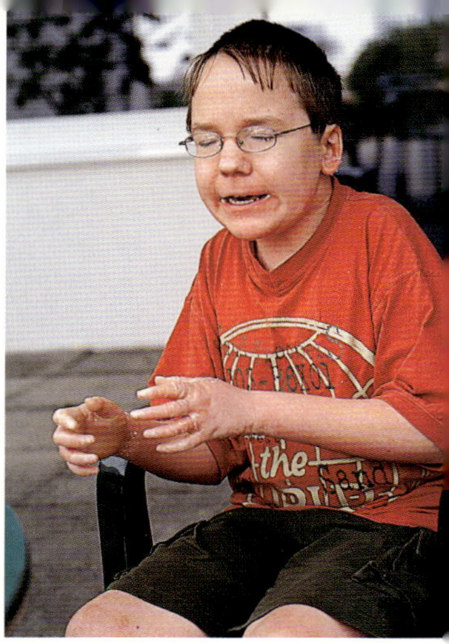
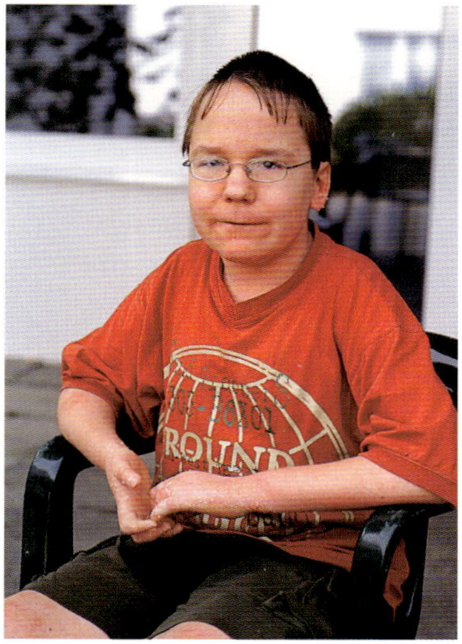
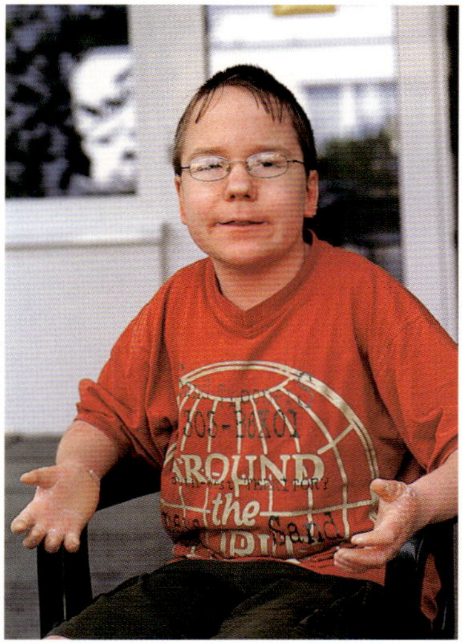
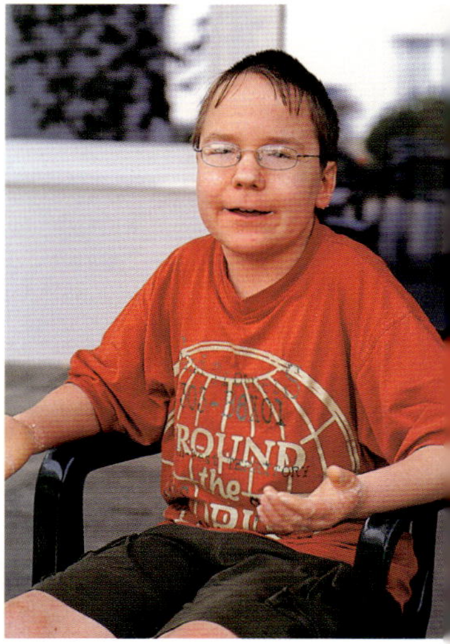
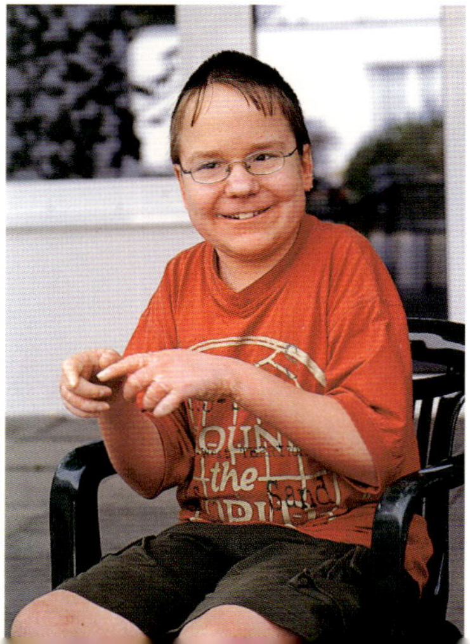
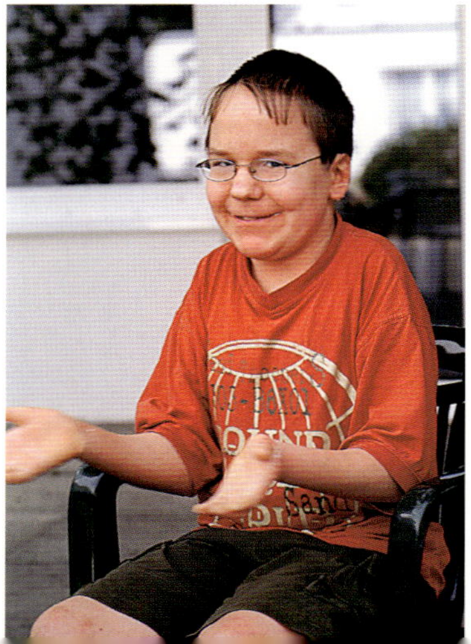
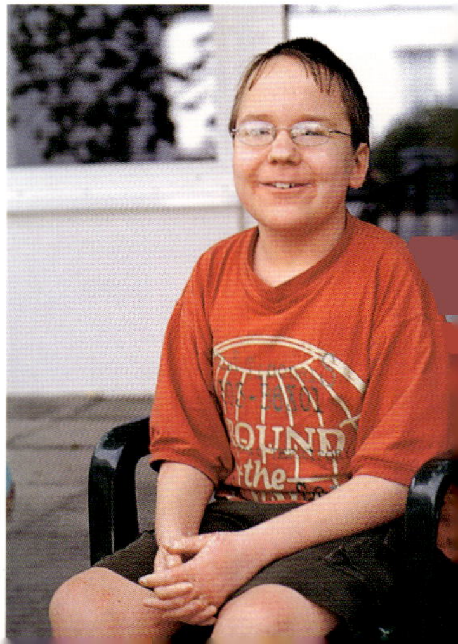

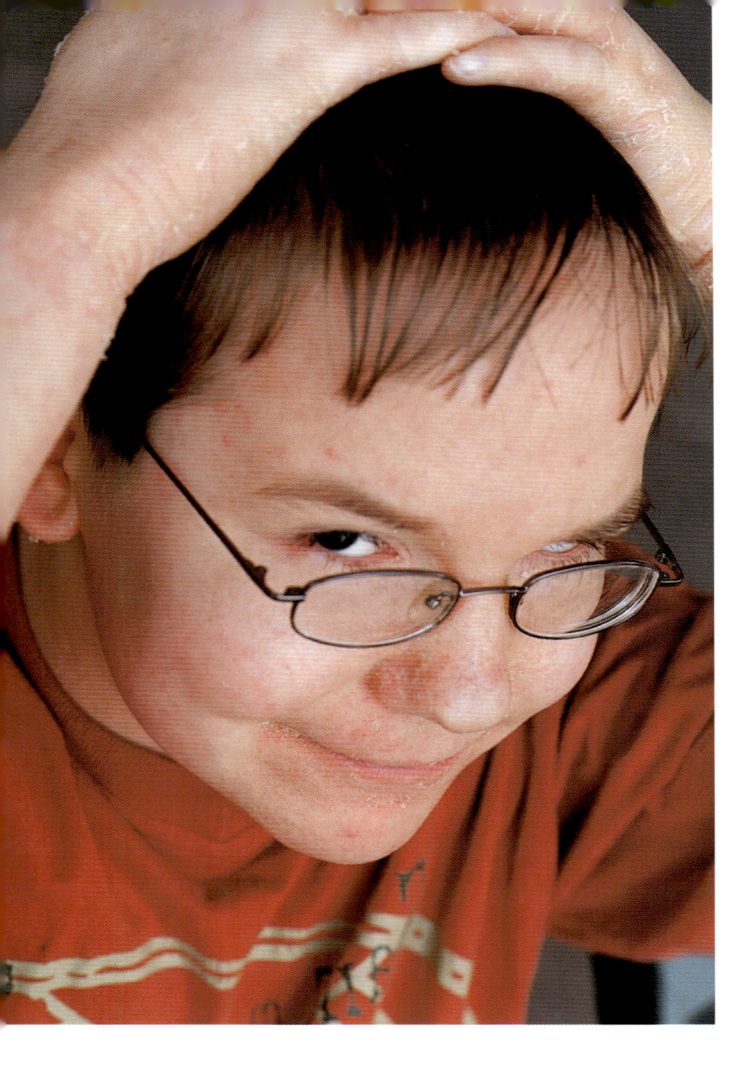

Sportlich kann ich nichts machen.

Ich lese viel, spiele Lego und Gameboy. Außerdem habe ich Phantasie.

Eine Mitschülerin hat sich beim Lehrer beschwert, ich würde meine Schuppen sortieren und danach mit ihnen puzzeln …

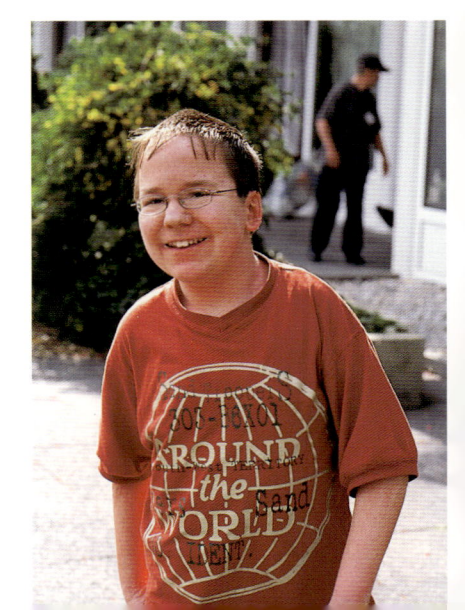

Immer wenn Michael Gitarre spielt, dann hält mich nichts mehr – dann muss ich tanzen.

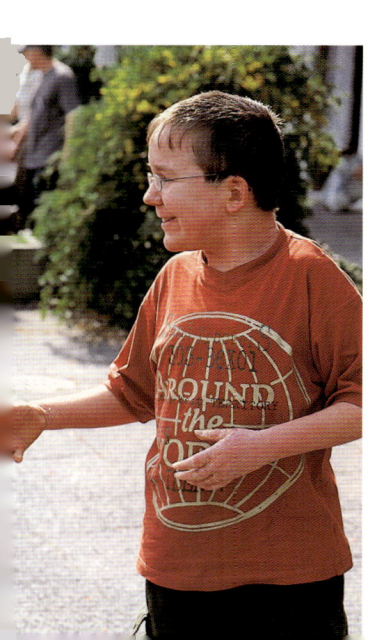

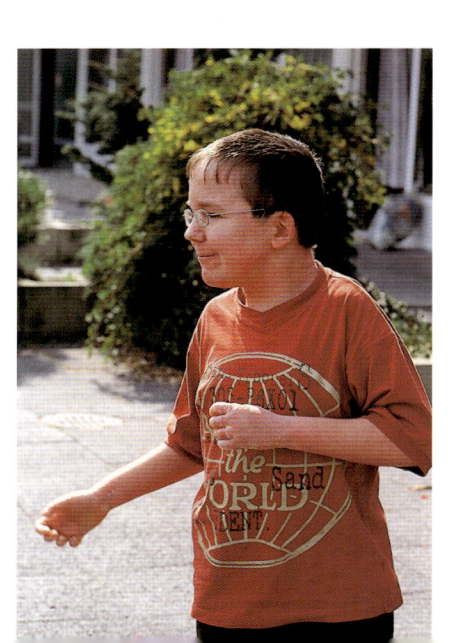

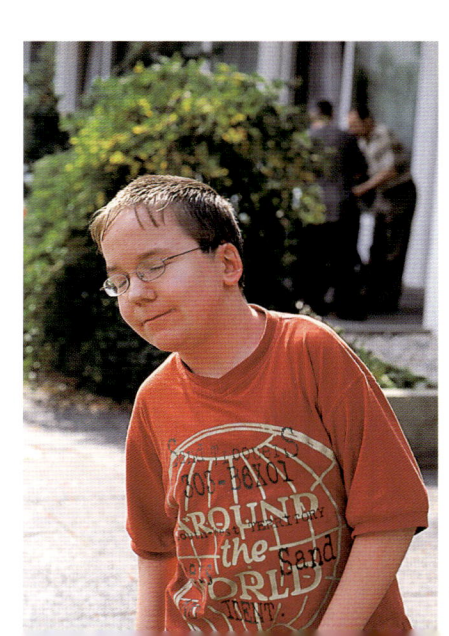

Meine Mutter hat zu mir gesagt: „Du kannst nicht einstecken, also darfst du auch nicht austeilen."

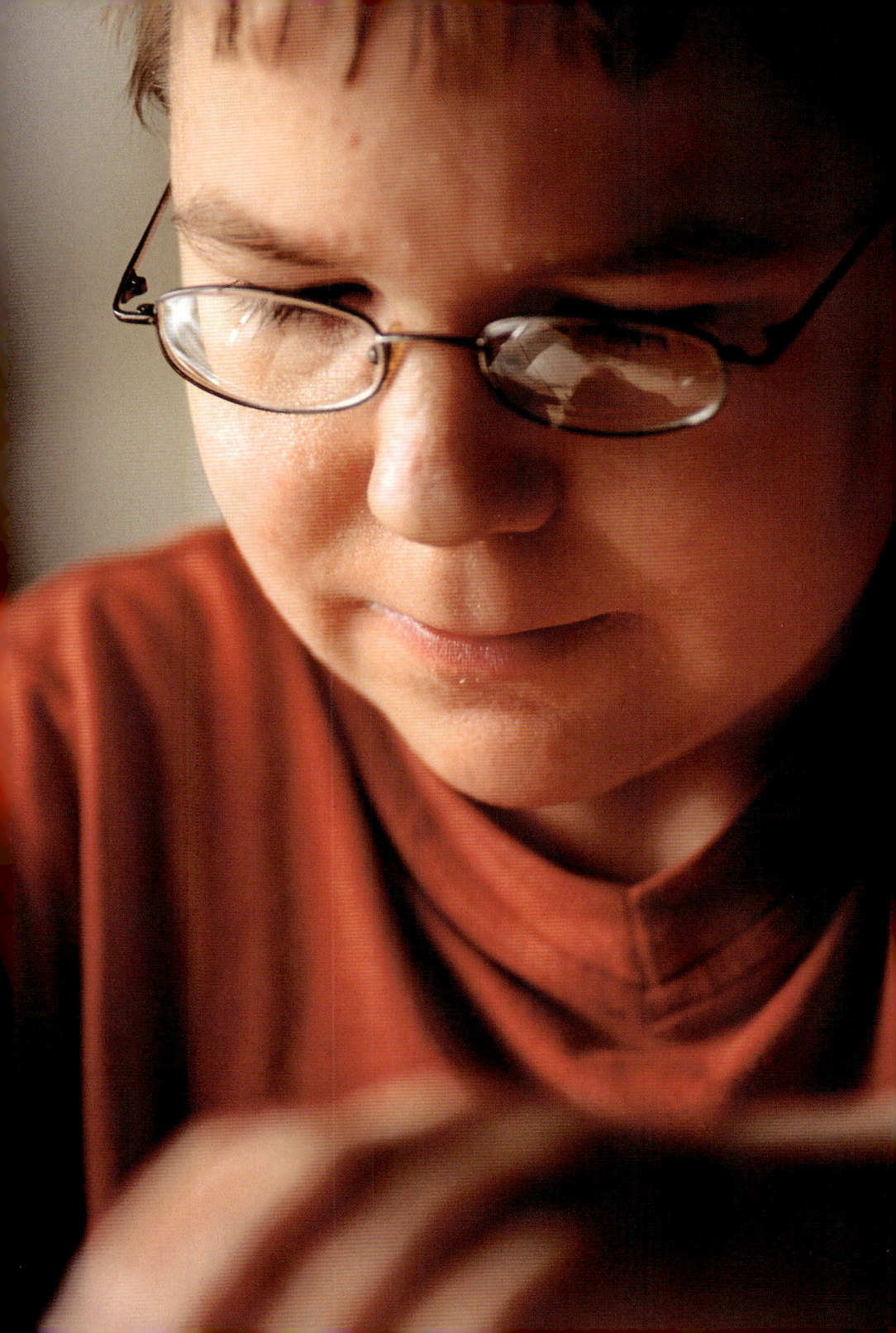

Mareen und Marco

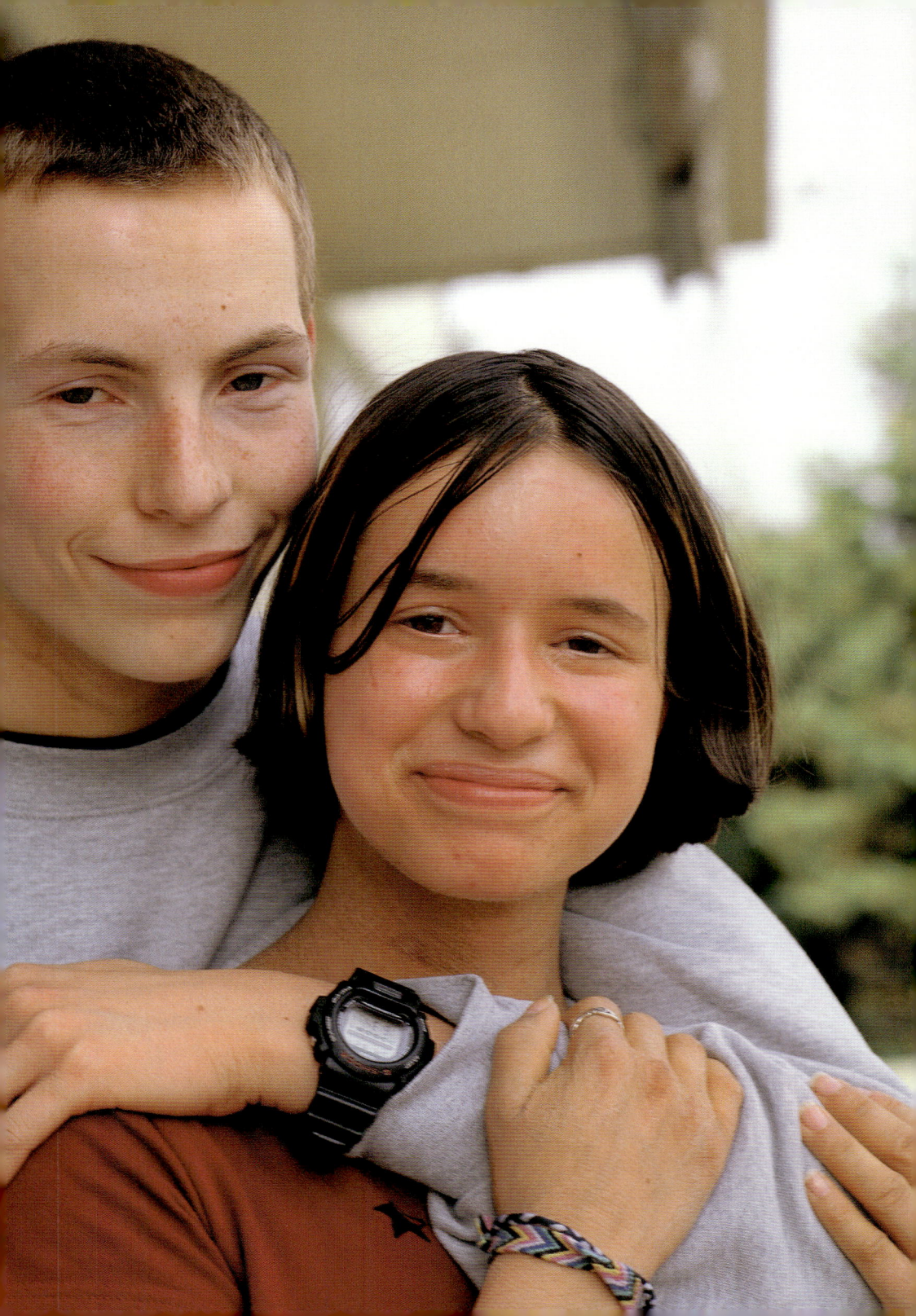

Seit meiner Geburt habe ich Ichthyose und habe eigentlich keine Probleme damit, außer dass es manchmal nervt, sich einzucremen oder sich abzuschuppen.

Meinen Freunden ist es egal, dass ich diese Hautkrankheit habe.

Vor einem Jahr hat mich einer dumm angemacht und meinte beim Sport in der Schule, als er meine Kniekehlen sah, dass ich mich wohl nicht waschen würde. Das Problem dabei ist, dass man solchen Typen das mit der Krankheit nicht erklären kann, weil die das einfach nicht kapieren und einen eigentlich nur ärgern wollen.

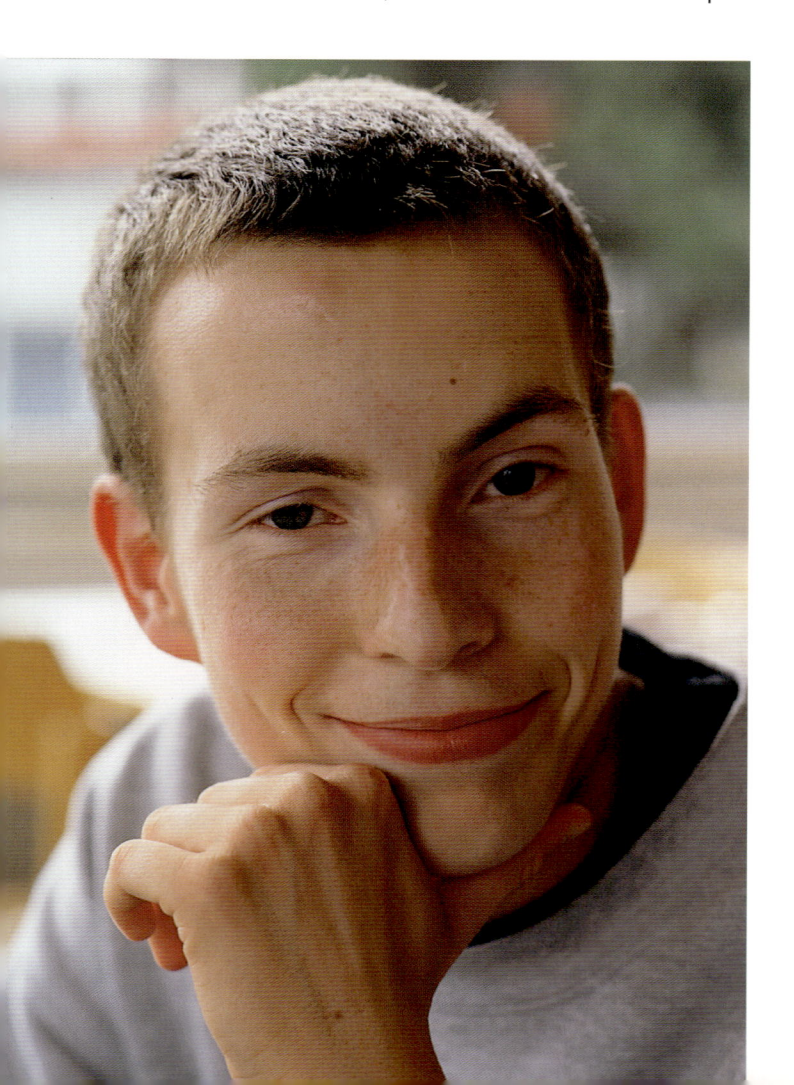

Ich bin eigentlich mehr ein ruhiger Typ, der aber auch zu Späßen aufgelegt ist.

Ich war in den Sommerferien zum dritten Mal zur Kur. Es war meine bisher schönste Kur, weil ich mich mit Mareen, einem tollen Mädchen aus Bad Meinberg, angefreundet habe.

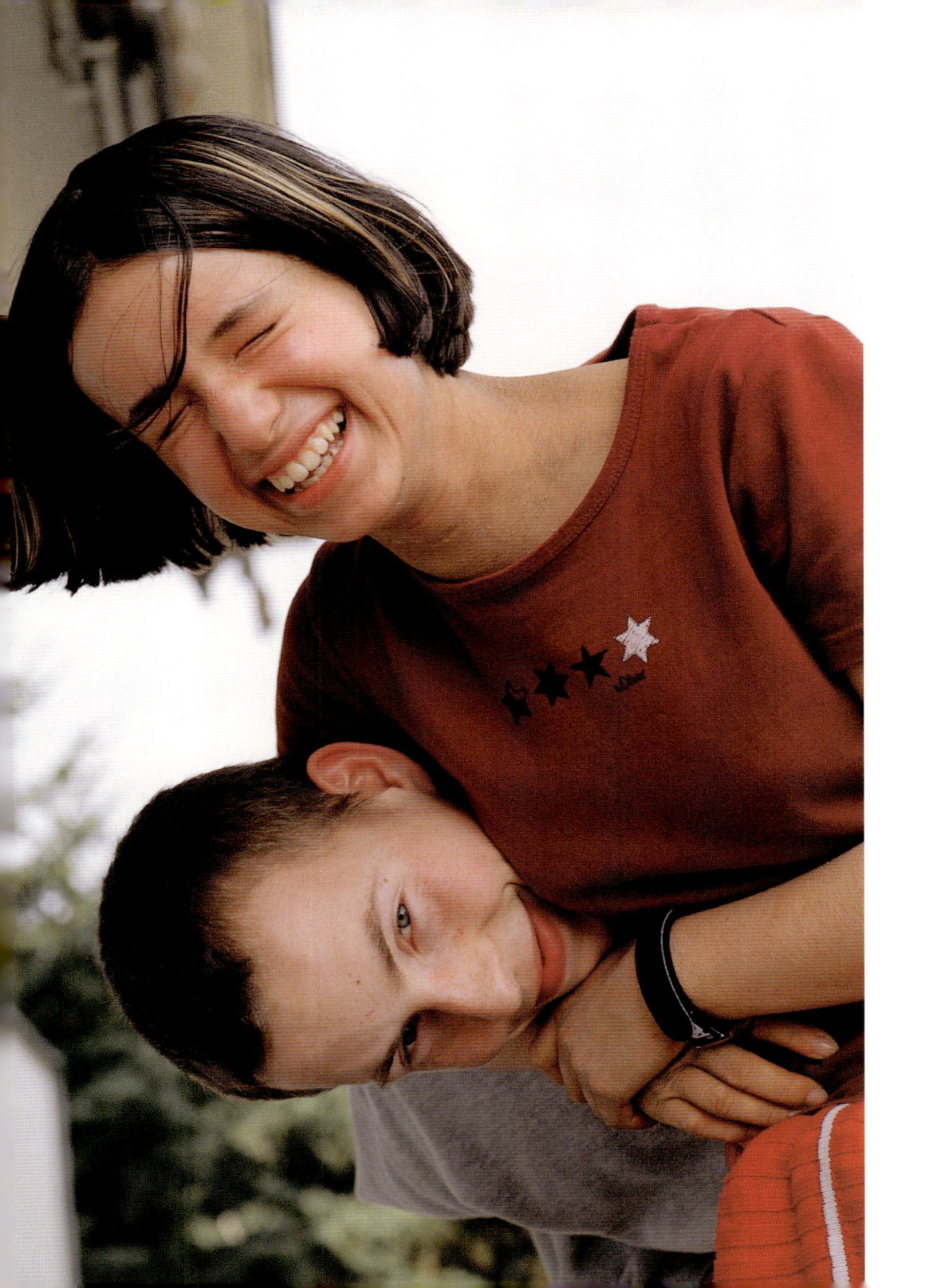

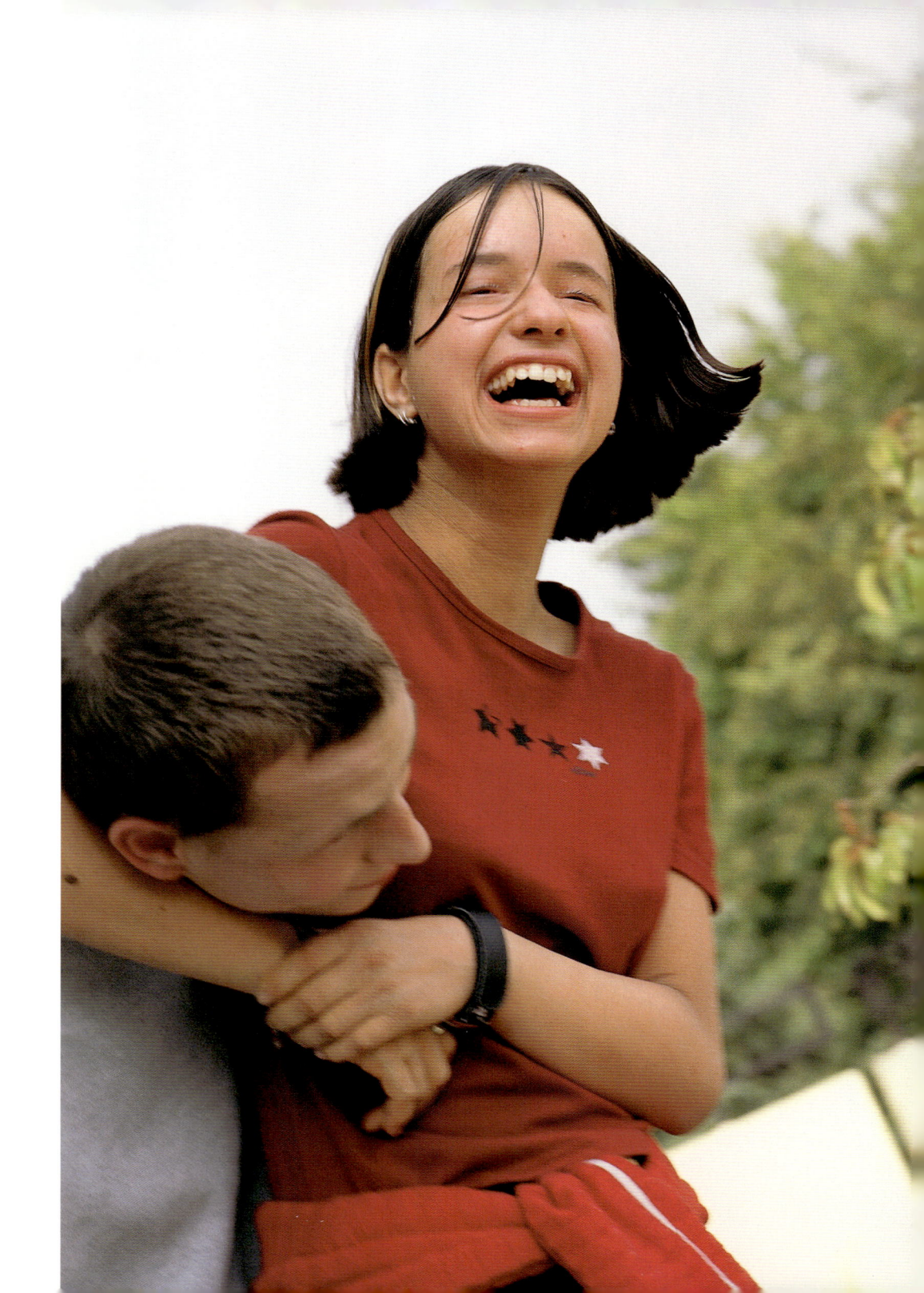

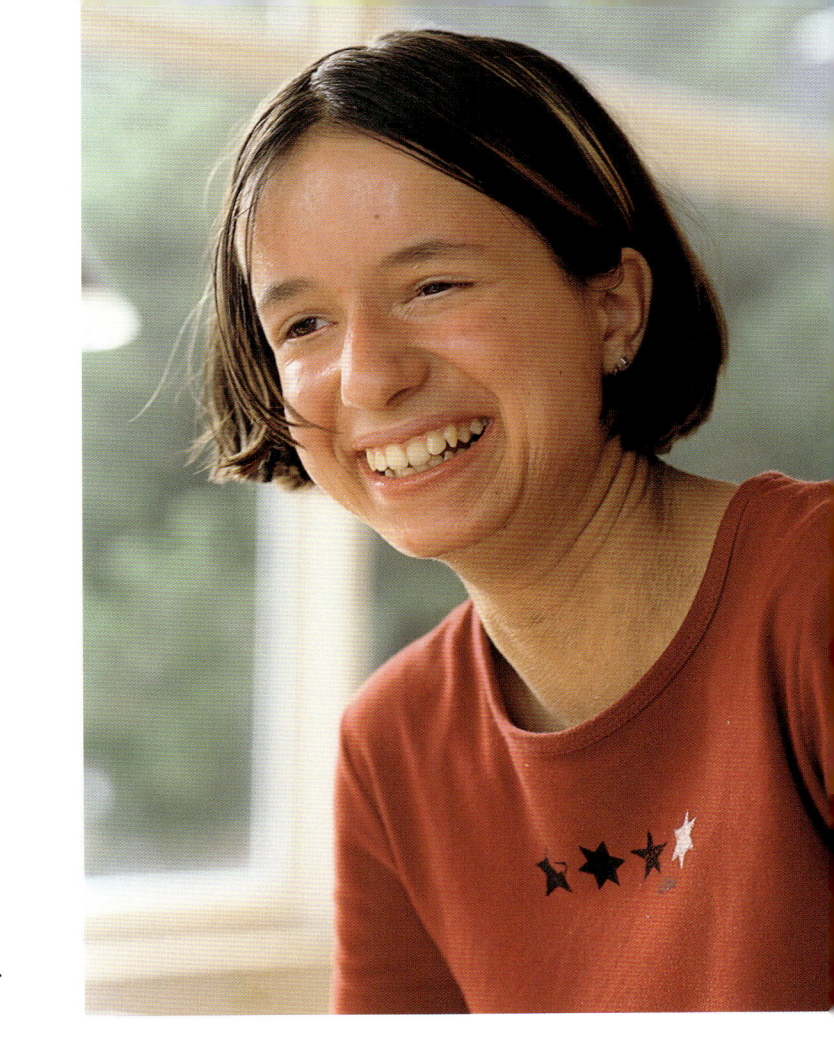

Ich habe Ichthyose – na und?

Meine Haut sieht zwar anders aus als normal, aber deswegen bin ich noch lange nicht krank. Ich bin ein ganz normales 14-jähriges Mädel!

Ich bin für absolut jeden Spaß zu haben. Ich bringe fast jeden wieder zum Lachen, kann sehr gut zuhören, wenn jemand was auf dem Herzen hat, höre supergern Musik und singe auch gern mal vor mich hin. (Auch wenn es sich schrecklich anhört, wenn ich singe.)

Ansonsten bin ich gern mit meinen Freunden zusammen und spiele für mein Leben gern Fußball. Also ganz normal, ne?

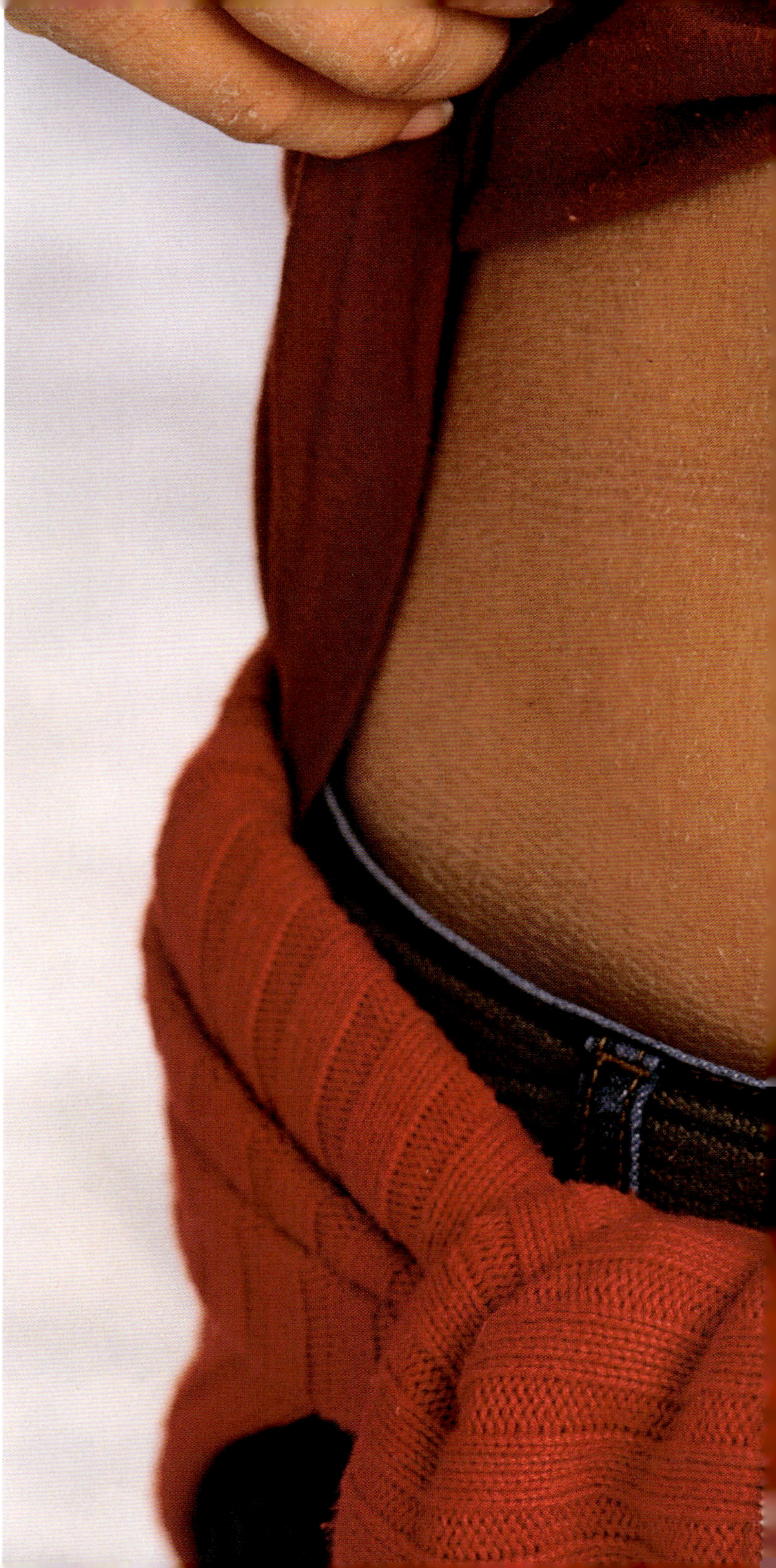

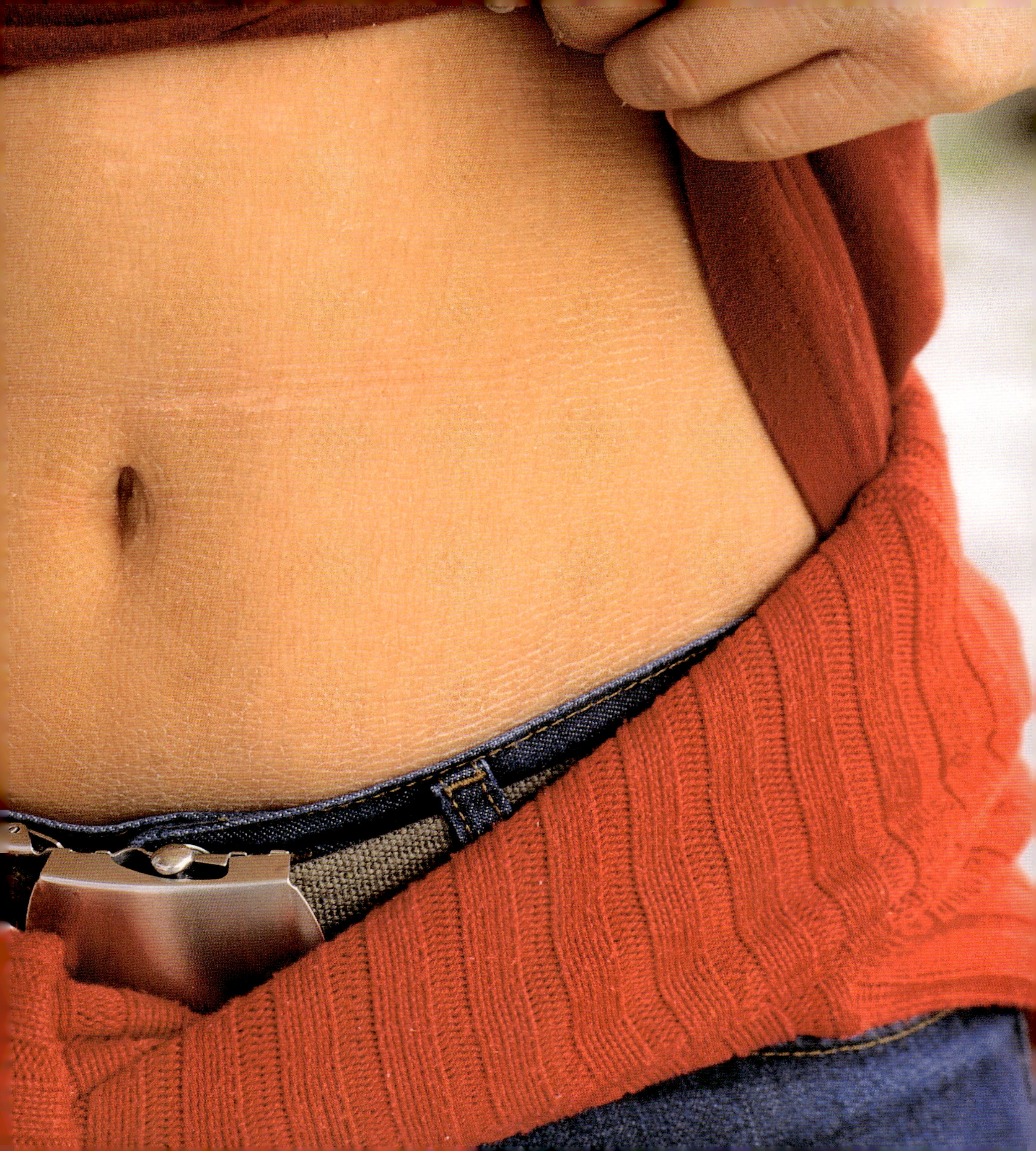

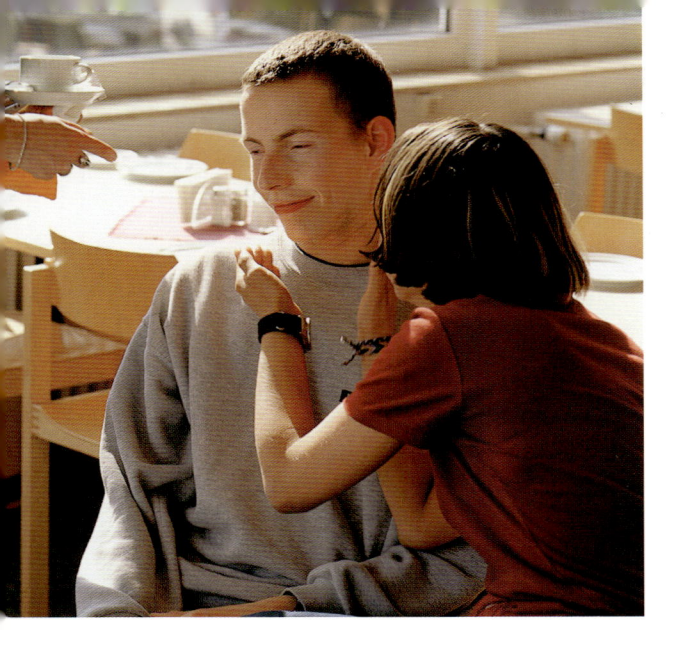

Als ich noch die kleine Mareen war, war meine Haut ziemlich dunkel und schuppig. Natürlich kamen da auch blöde Sprüche von anderen Kindern. Dann erklärte ich ihnen manchmal, dass es eine Hautkrankheit – kein Schmutz – ist. Leute, bei denen ich der Meinung war, dass es sich nicht lohnt, sich mit ihnen zu unterhalten, ignorierte ich oder gab eine deftige Antwort zurück.

Wenn Erwachsene mich anstarrten, starrte ich zurück und ihnen verging das Anstarren dann ganz schnell. Jetzt kommt es aber nicht mehr so oft vor, dass Sprüche kommen oder dass Leute mich anstarren, da ich mich auch sehr pflege.

Ich mache alles, was mir Spaß macht. Natürlich kann ich bei 30 °C im Schatten keinen Marathon laufen, aber das würde mir sowieso keinen Spaß machen. Ich verbringe auch viel Zeit mit dem Abschuppen der Haut, auch wenn es mich ziemlich nervt, aber ich mein': Wer schön sein will, muss leiden!

Freunde gehören zum Leben, wie alles andere auch.

Versteckt euch nicht und macht was aus eurem Leben! Wir haben Ichthyose – na und?

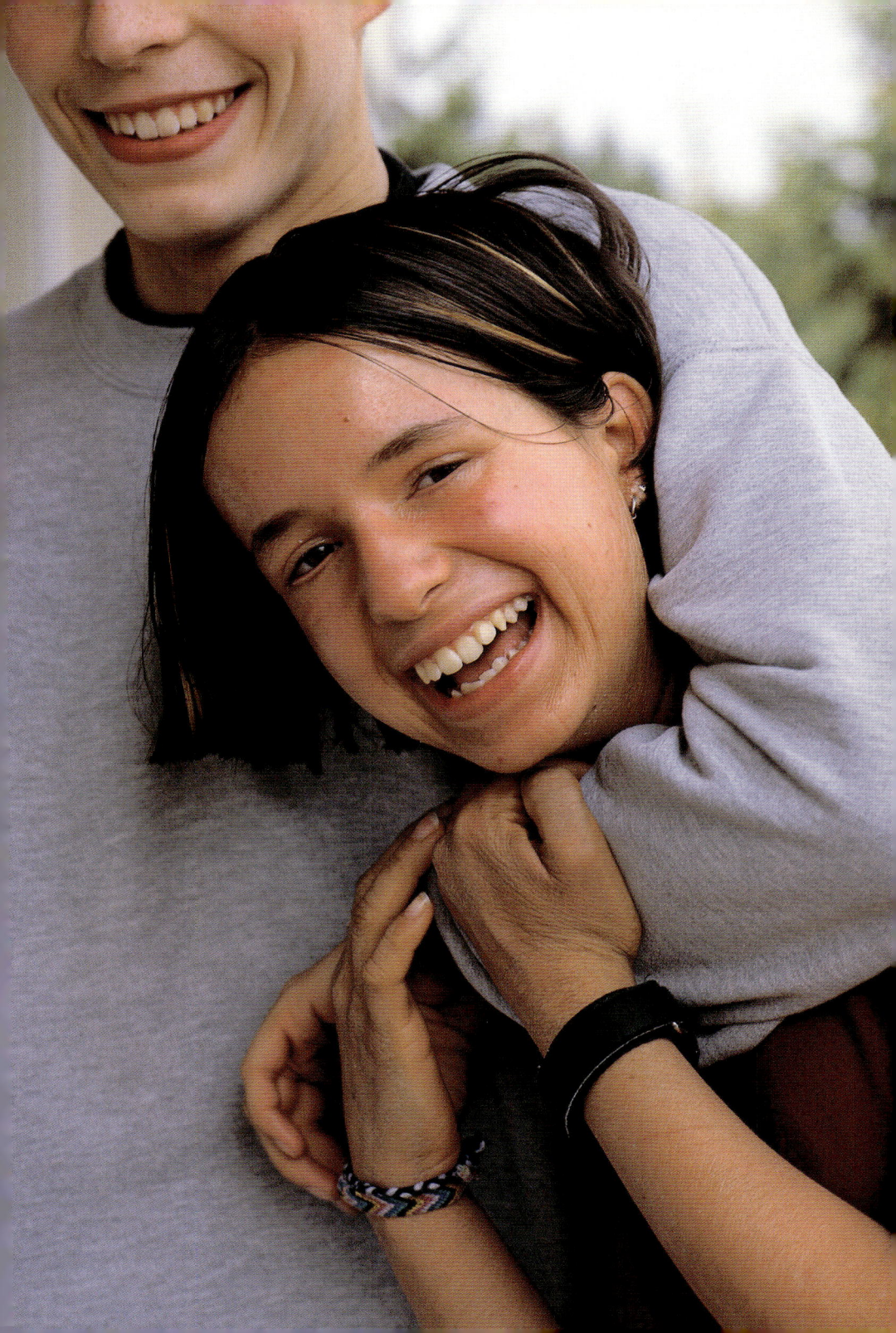

Timo

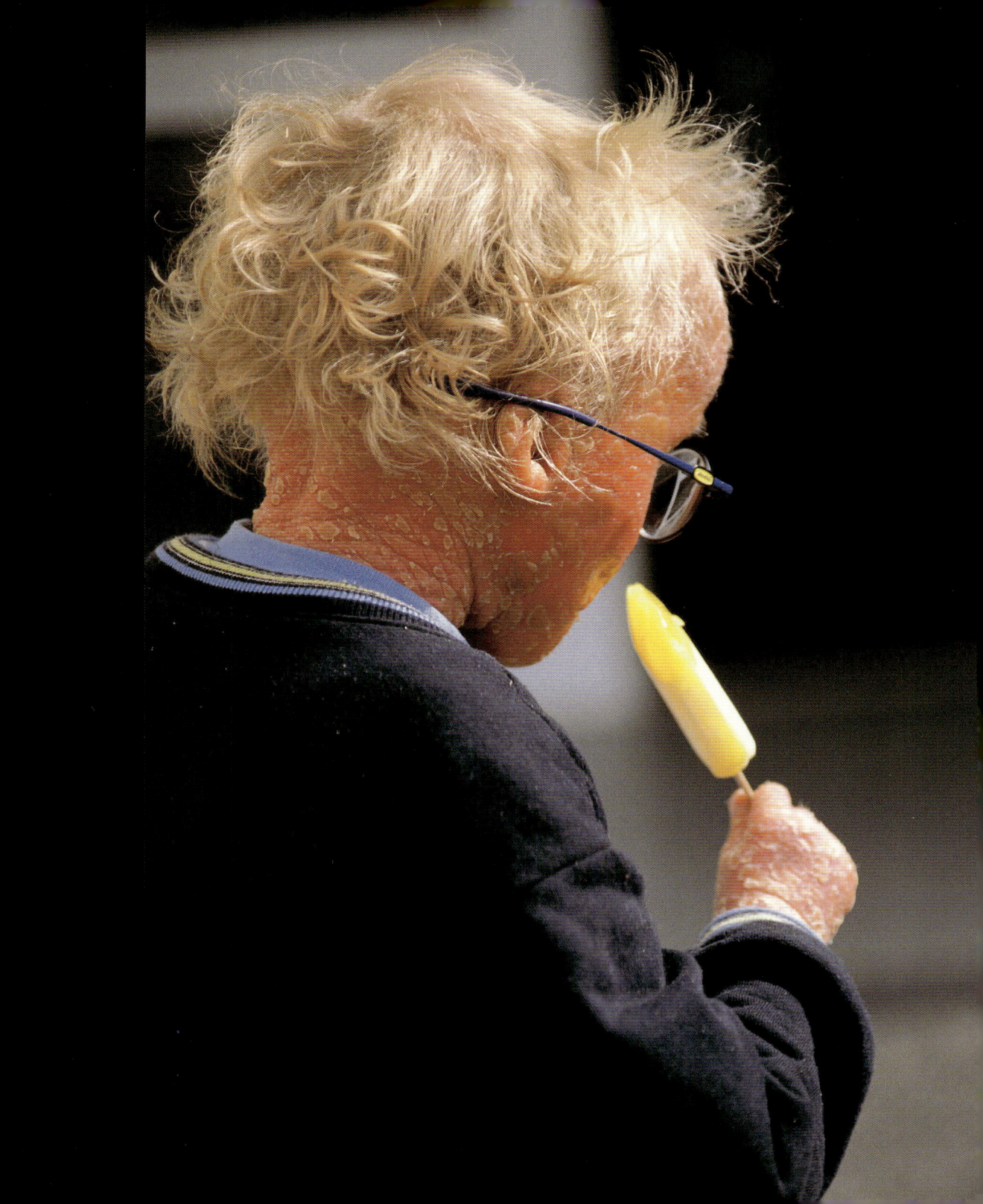

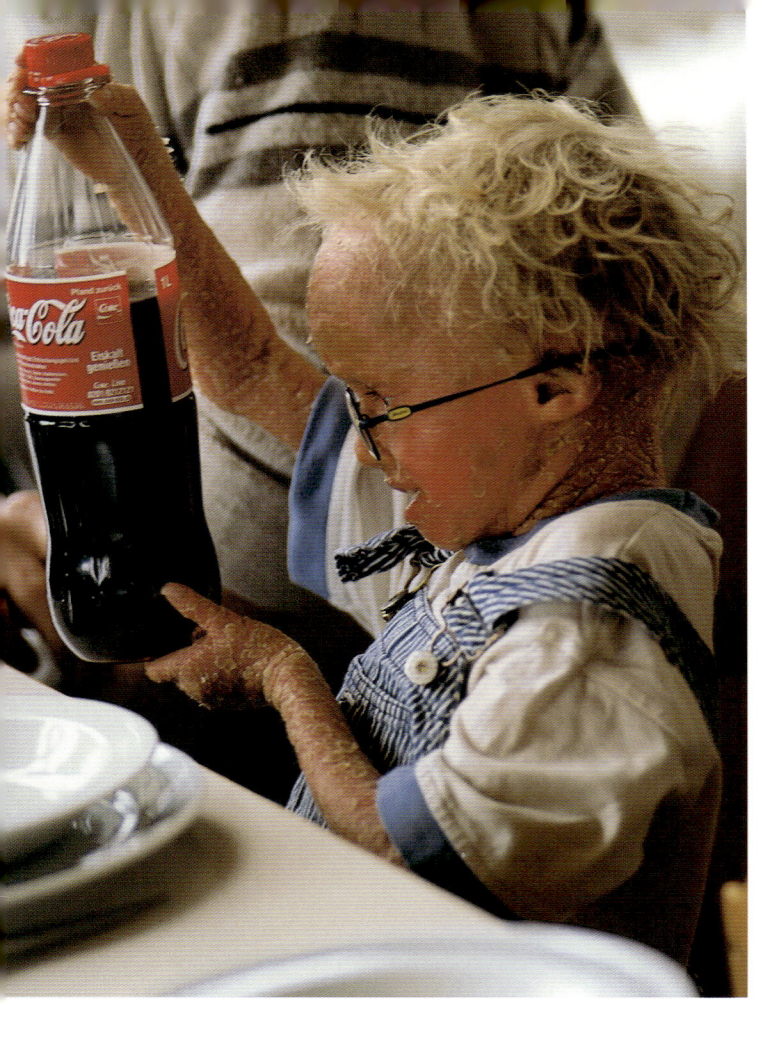

Nach anfänglicher Trauer und Verzweiflung war ich der glücklichste Mensch, als ich Timo nach langem Krankenhausaufenthalt endlich mit nach Hause nehmen durfte.

Wenn er mich beim Stillen mit seinen großen Augen unverwandt ansah, war ich mit unserem Schicksal versöhnt, denn ich spürte eine besondere Liebe und Bindung zu meinem Kind.

In mir wuchs eine unglaubliche Kraft und Zuversicht, mit der ich die aufwändige Pflege bewältigte.

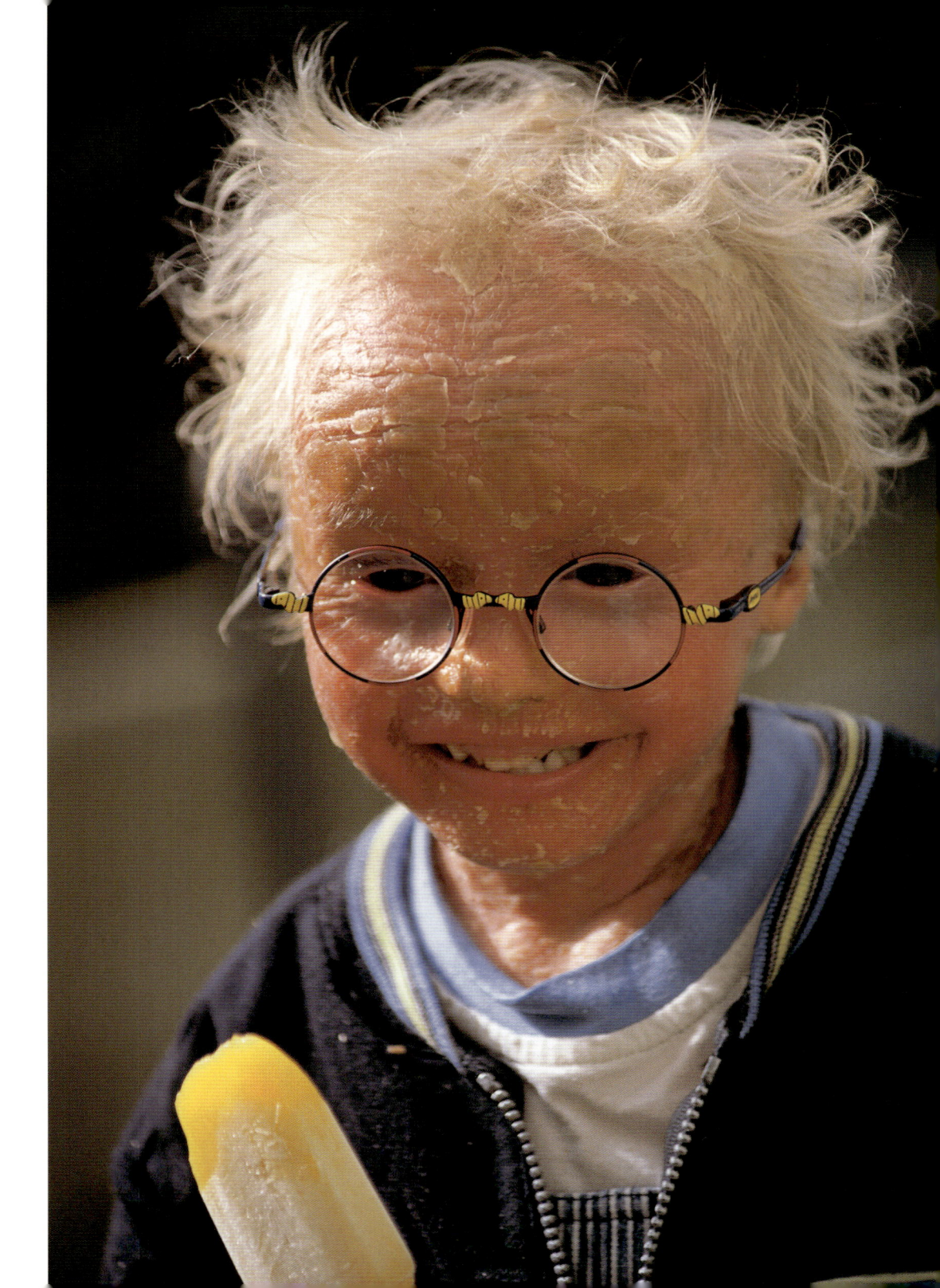

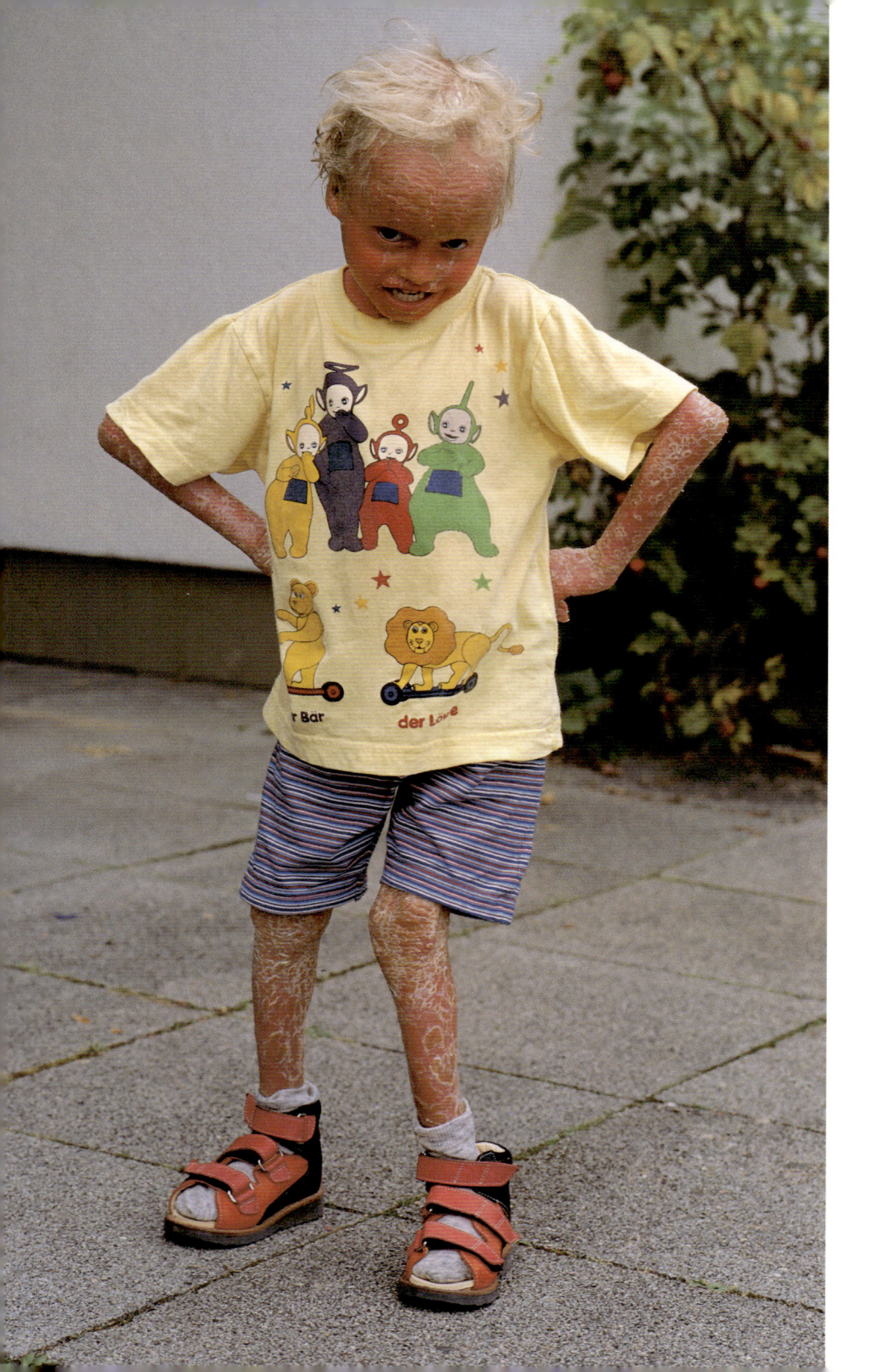

Bewundert wurde Timo von den anderen, weil er so gut malen und singen konnte.

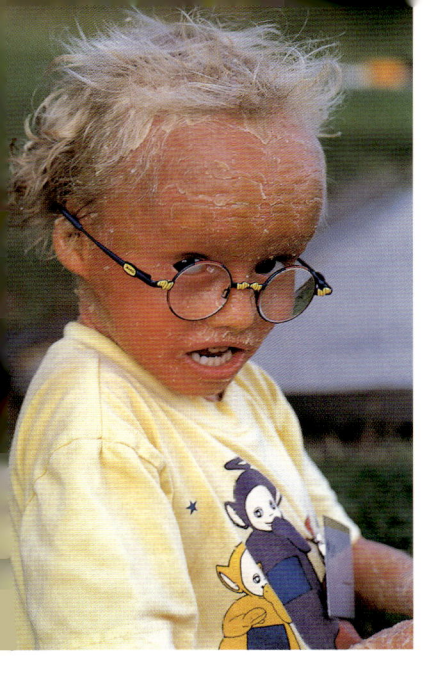

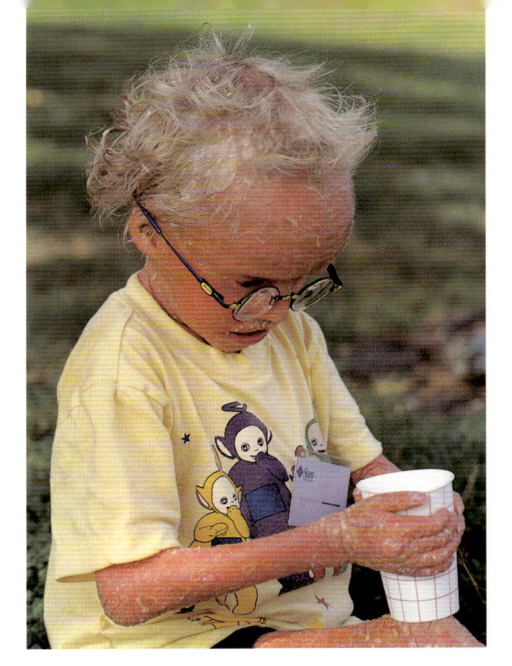

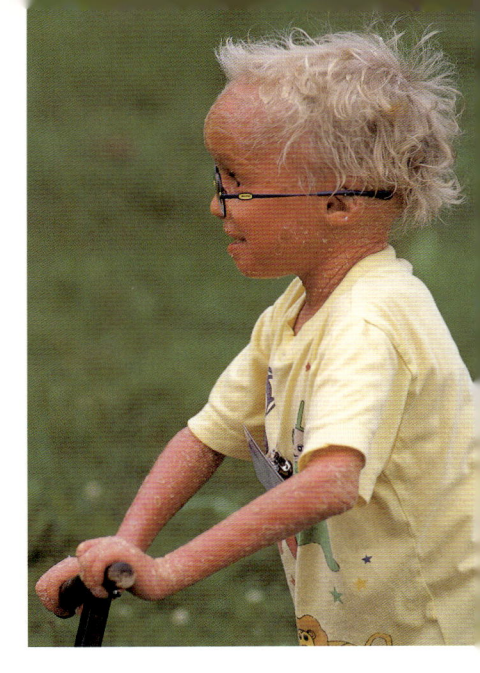

Im Kindergarten hat sich Timo immer bemüht, alles mitzumachen und so zu sein wie die anderen. Wegen seiner Bewegungseinschränkungen war er beim Sport oder bei Spaziergängen immer der Letzte. Trotzdem war er immer unglaublich motiviert, mit den anderen mitzuhalten und ich wunderte mich oftmals, dass er nie resignierte.

Timo sitzt oft schon morgens singend in der Badewanne. Er hat viel Sinn für Humor und macht oft Witze. Er ist eigentlich der Lustigste in unserer ganzen Familie.

Seit September 2002 geht Timo in eine Schule für Körperbehinderte. Wir waren der Meinung, dass er in einer Regelschule untergehen würde. Wichtig fanden wir auch, dass dort alle Kinder ein größeres oder kleineres Handicap haben und er nicht immer der einzige „Besondere" ist.

Er geht dort gerne zur Schule und hat auch schon Freunde gefunden.

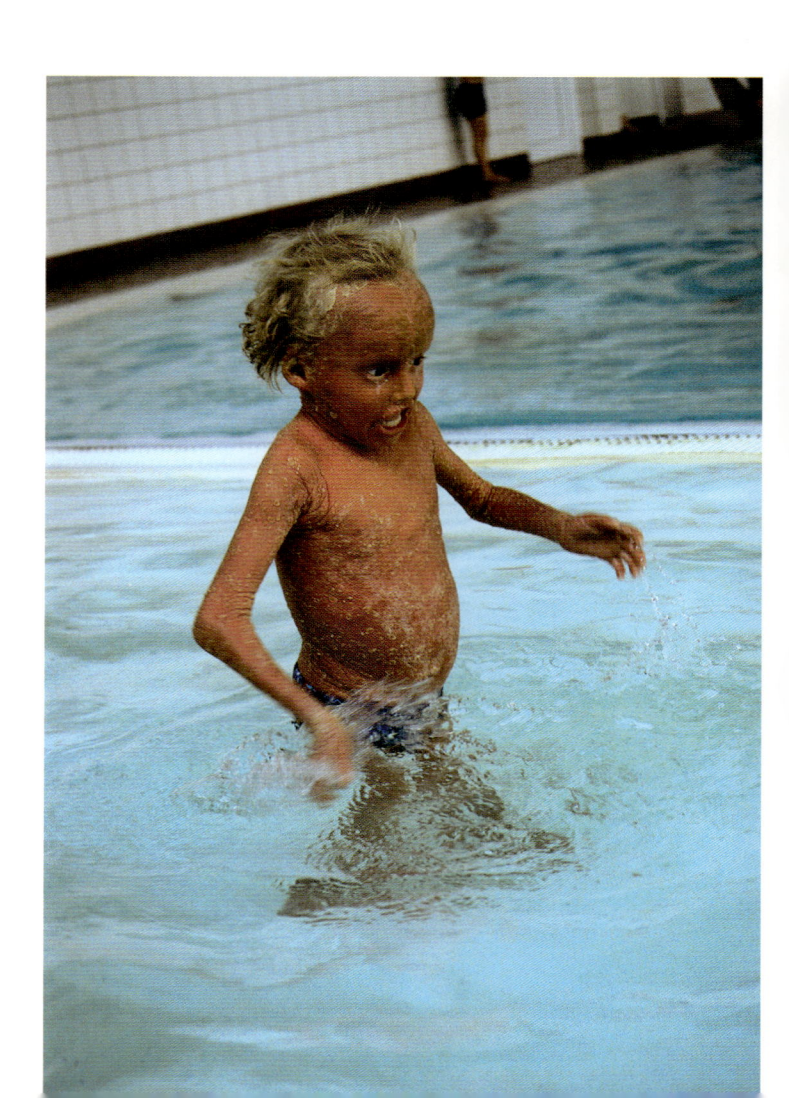

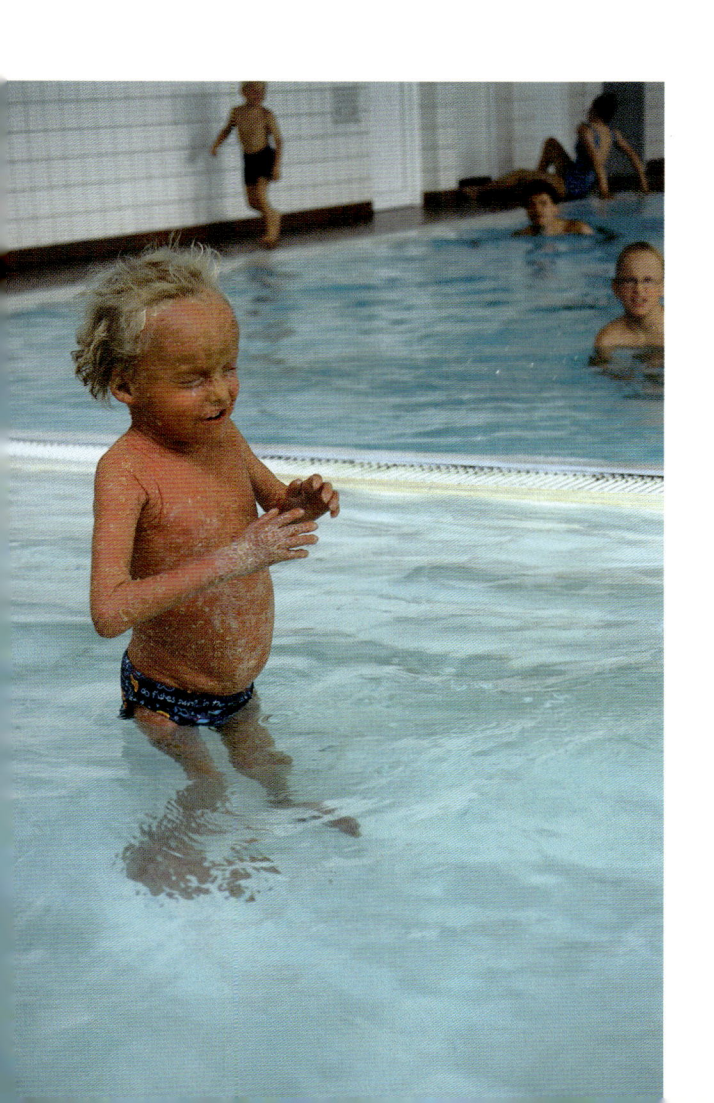

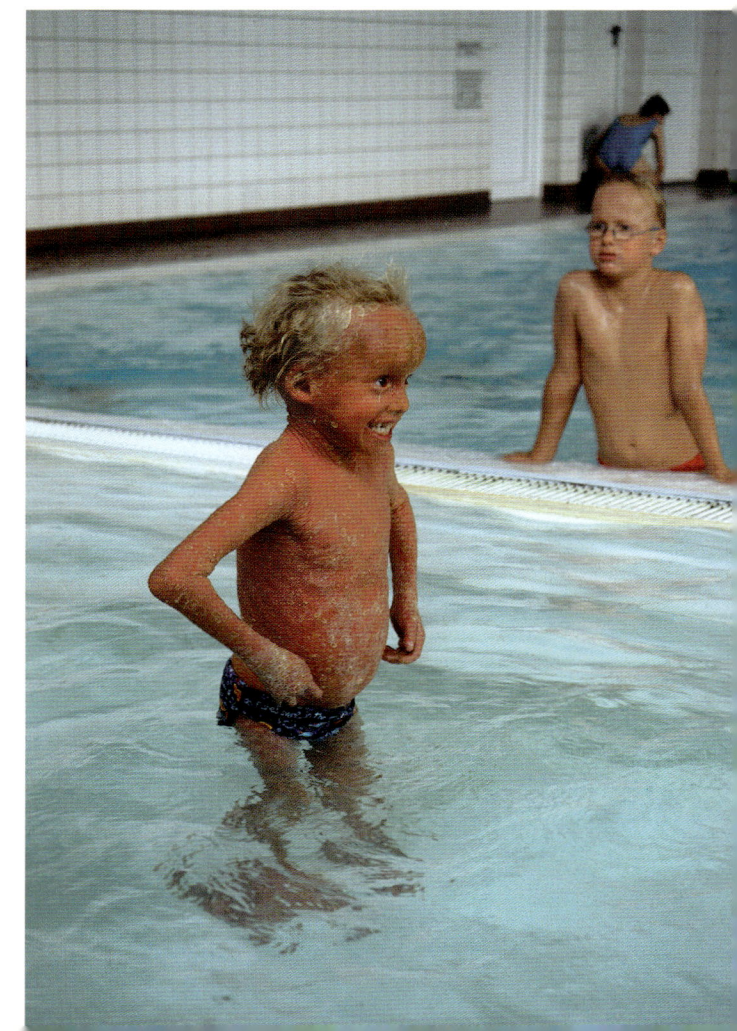

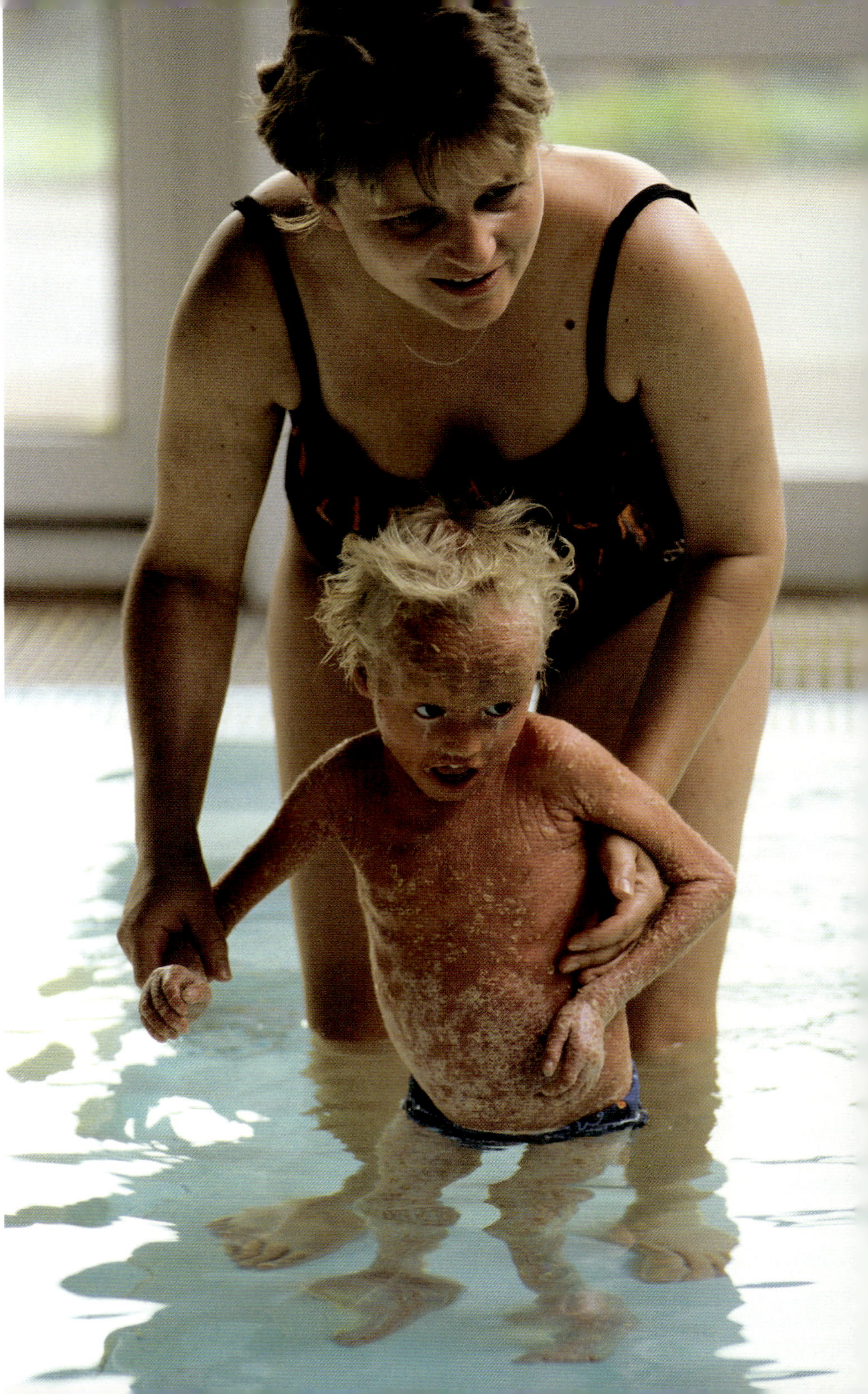

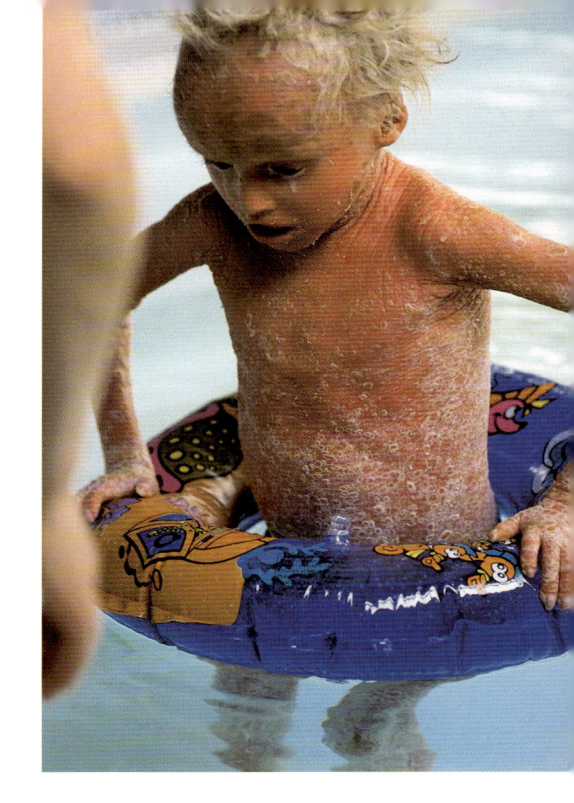

Aussprüche:

„Ich hätte gerne eine Haut wie ihr …"

„Ich hab' ein schlechtes Leben!" – wenn ich ihm beim Eincremen einmal weh tue.

„Ich hätte gerne einen Zauberstab, dann würde ich mir eine schöne Haut zaubern."

„Die Leute sollen mich nicht immer so angucken!"

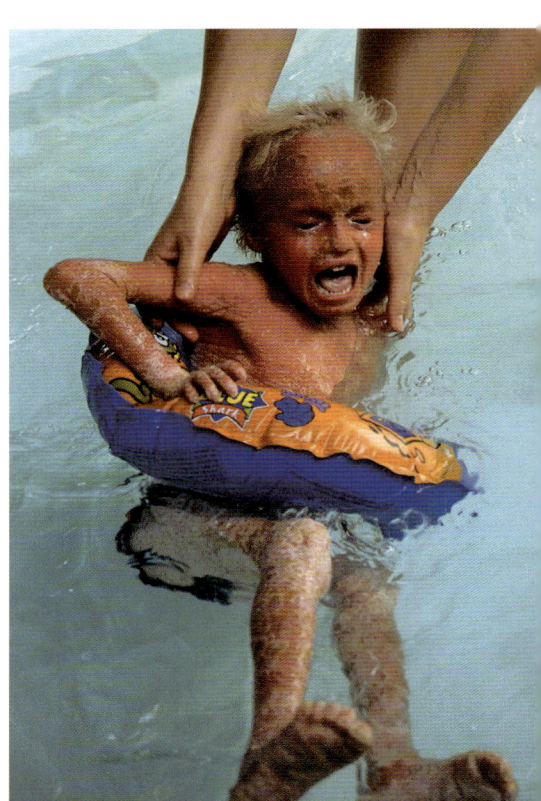

Sein Bruder Marcel (7 Jahre älter) hat ihn gleich liebevoll aufgenommen und akzeptiert. Wurde er nach Timos Hautzustand gefragt, antwortete er immer: „Alles in Ordnung – kaum noch Schuppen …"

„Ich würde ihn ja sooo vermissen, wenn er nicht auf der Welt wäre!"

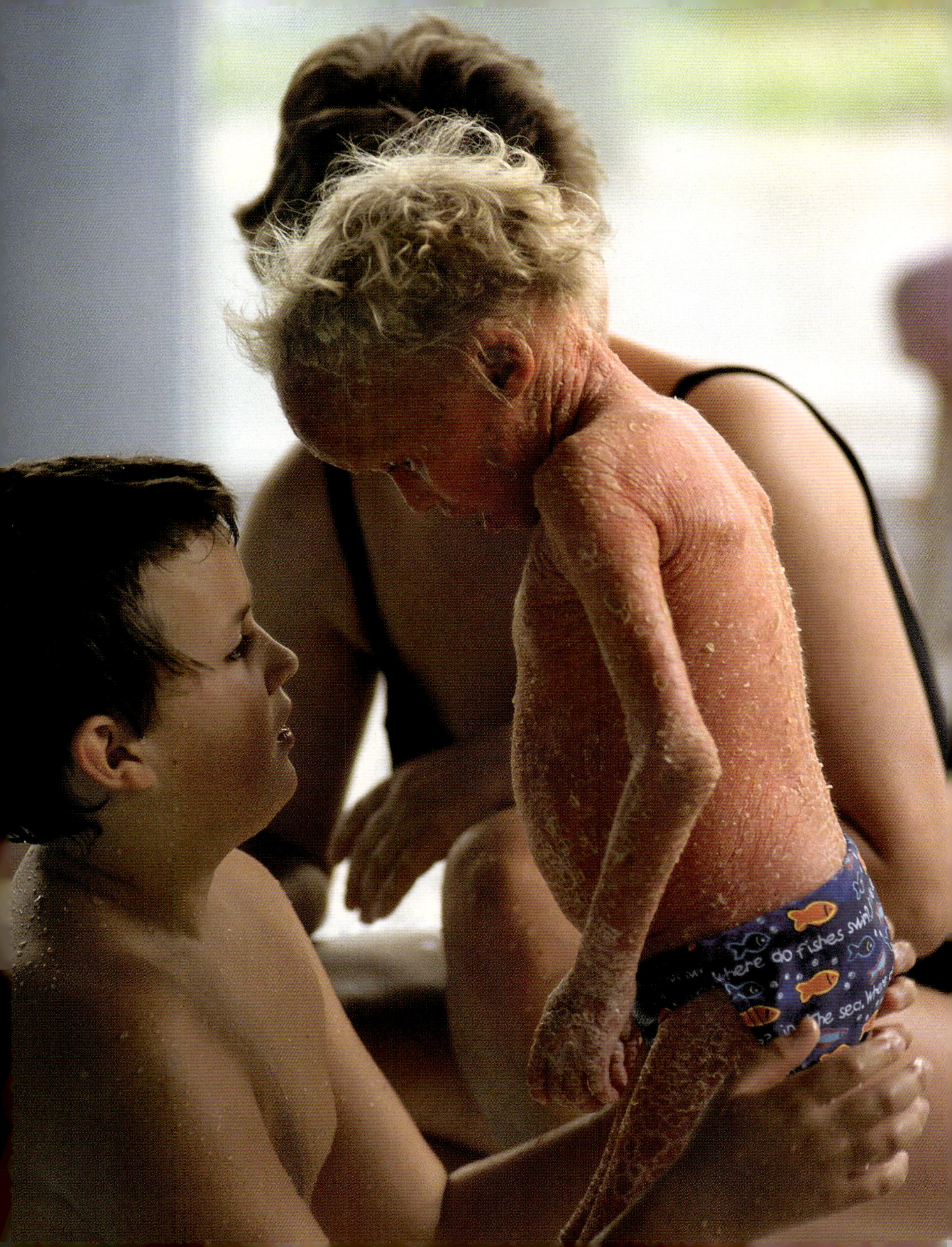
where do fishes swim
in the sea, where

Jens

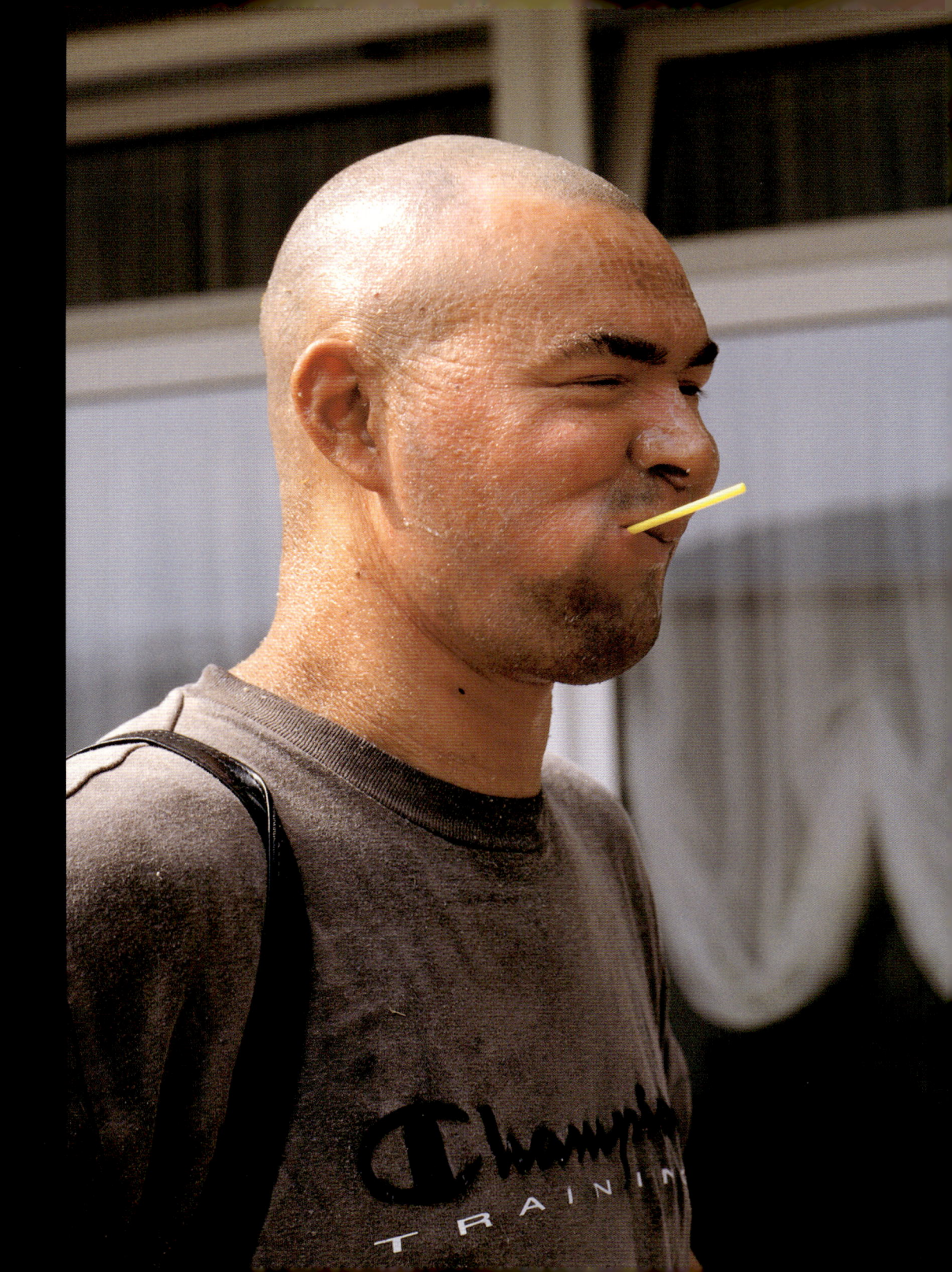

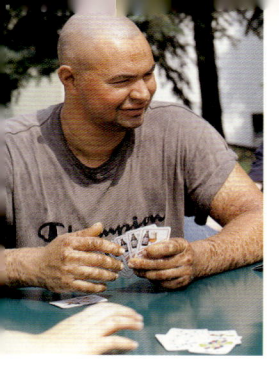

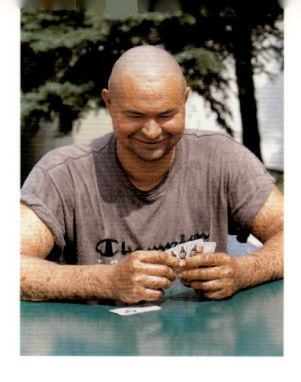

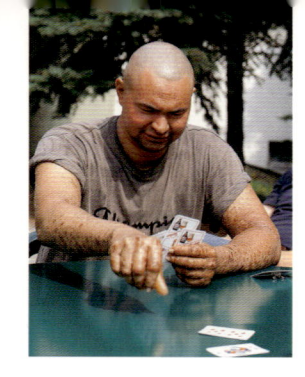

An die ersten zwei, drei Lebensjahre kann ich mich eigentlich nicht erinnern, es war häufig viel zu heiß. Das ist das Einzige, das mir immer wieder in den Sinn kommt.

Dann kam die Kindergartenzeit; es war eine kleine Einrichtung, und meine Mutter war auch dort beschäftigt, was vielleicht eine Rolle gespielt hat, denn ich hatte kaum Probleme mit anderen Kindern. Ich hatte sehr viele Spielkameraden dort. Unser Hauptinteresse war Sport.

Und auch heute noch steigt in mir immer wieder die Erinnerung an viel zu heiße Tage in dieser Zeit auf. Sobald die Temperatur über 25 °C stieg, musste ich zum Abkühlen hineingehen.

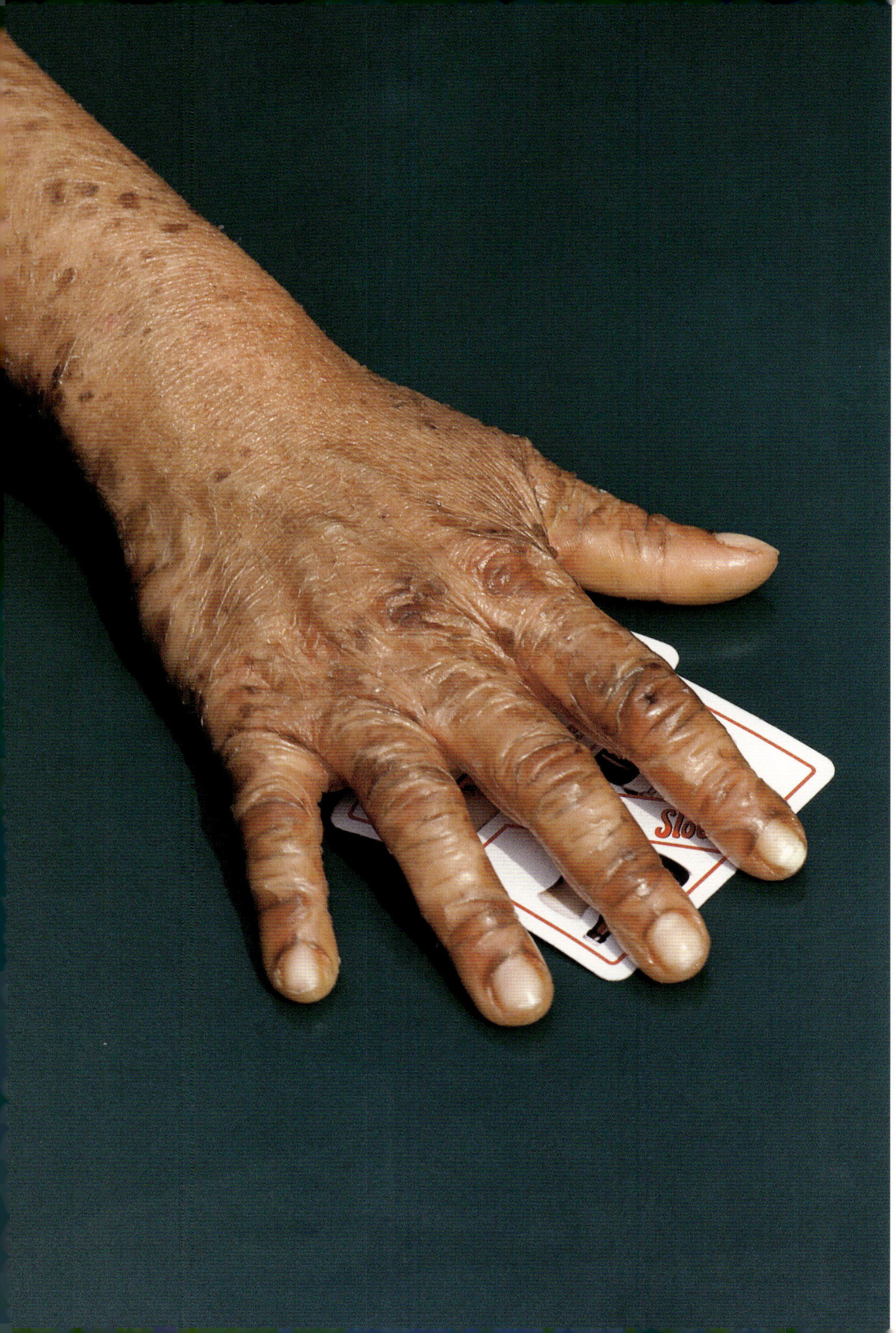

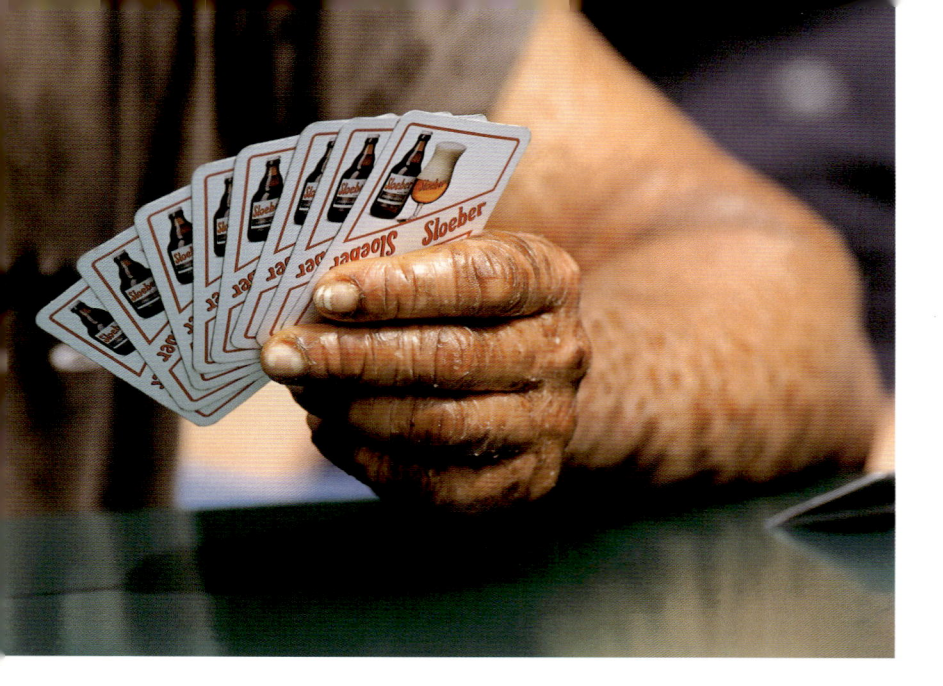

Als ich sechs oder sieben Jahre alt wurde, musste ich auf eine große Schule wechseln, doch auch dort hatte ich keine Probleme mit anderen Kindern. Das lag wohl hauptsächlich daran, dass ich immer schon sehr groß war. Im Alter von sieben Jahren war ich genauso groß wie die 12- und 13-Jährigen.

Ein anderer Grund war sicherlich mein großes Interesse an allen möglichen Sportarten. In den Pausen spielten wir immer Fußball oder Basketball, und ich war sehr gut, sodass sich alle um mich rissen.

Da ich kein Mitleid mit mir selber hatte, hatte auch niemand Mitleid mit mir.

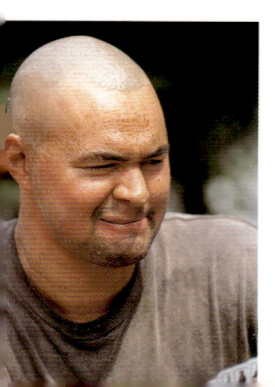

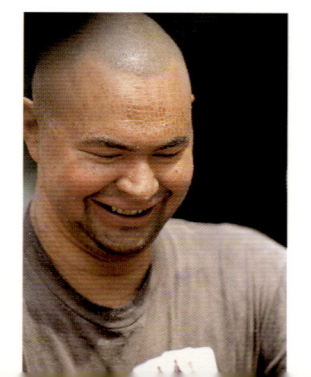

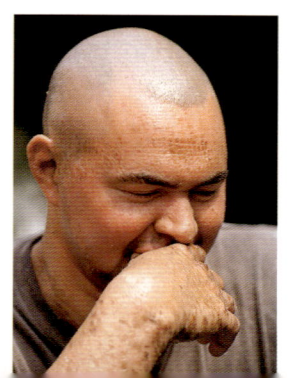

Ich stand im Vordergrund – ja. Aber nicht wegen meiner Ichthyose. Mit den Kindern, die ich kannte, war ich sehr vertraut; sie sprachen und spielten und taten alles, was Kinder so tun mit Jens – und nicht mit Jens und seiner Ichthyose. Genau wie alle anderen trug ich kurze Hosen und T-Shirts, ich versteckte meine Haut nicht hinter Klamotten, und es war für alle ganz normal.

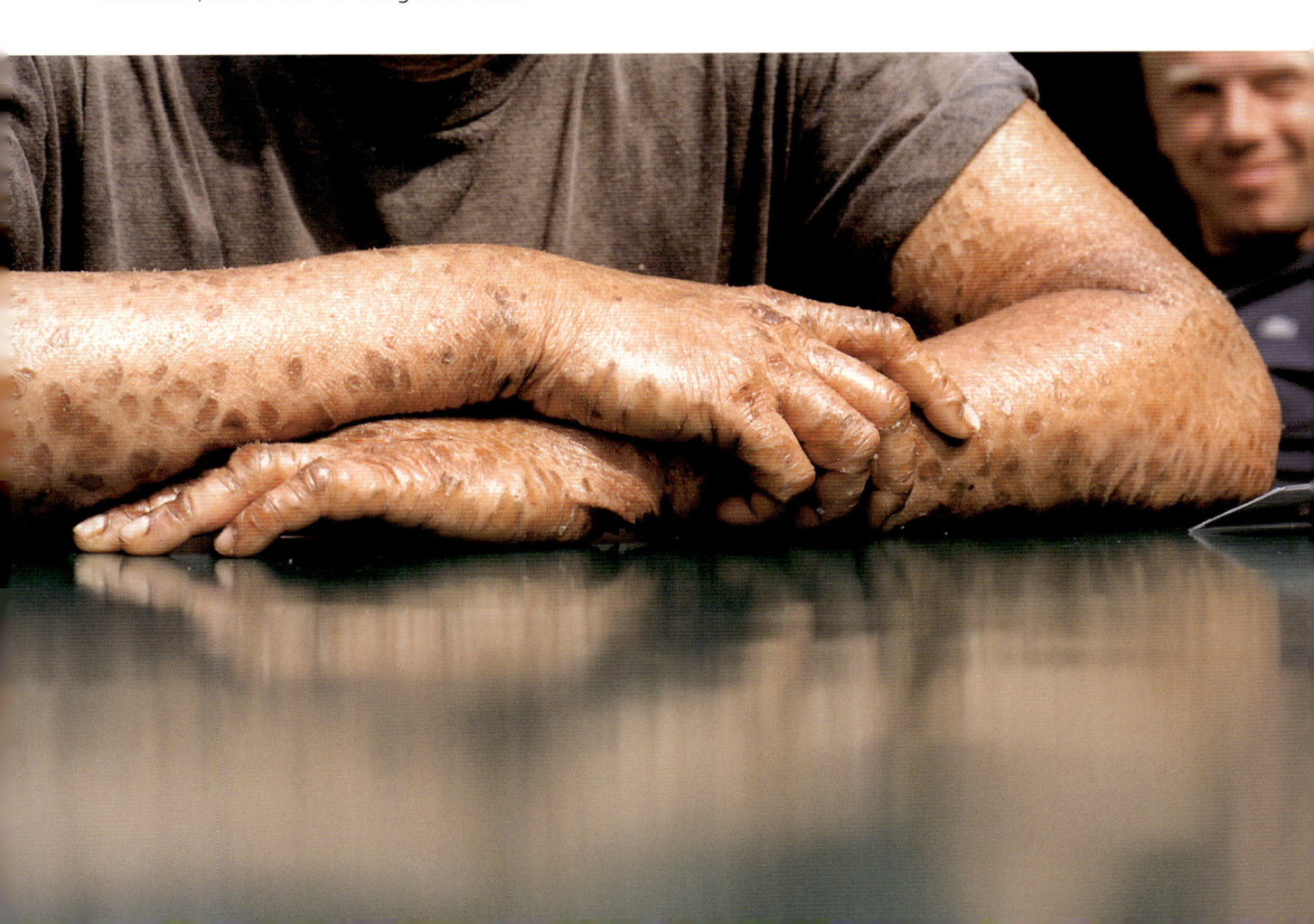

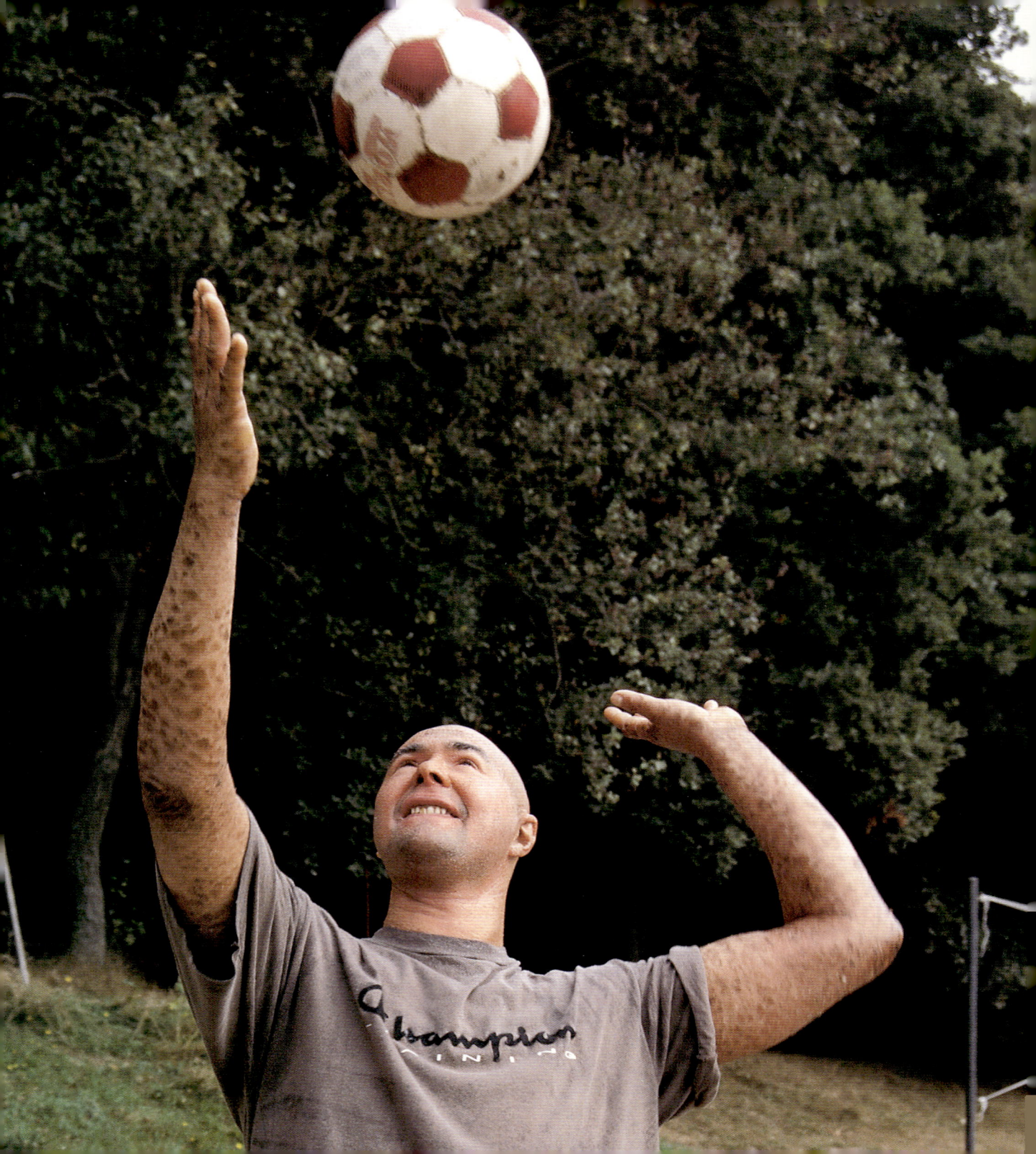

Der nächste große Schritt – ein sehr schwieriger – war der auf die weiterführende Schule. Nun musste ich mich mit Älteren auseinander setzen, Jungs, die 18 und älter waren. Doch auch das fiel mir nicht sehr schwer, mein Optimismus und mein Selbstvertrauen stiegen. Dort fand ich den roten Faden für den Rest meines Lebens, ich wurde Mitglied im regionalen Basketball-Team.

Es gab an der Schule schon den einen oder anderen Jugendlichen, der blöde Bemerkungen machte. Ich hatte jedoch genug Freunde, die hinter mir standen und solchen Typen den Wind aus den Segeln nahmen, wenn es nötig war. Man wählte mich aus für die verschiedensten Schulmannschaften, Fußball, Basketball und Querfeldein-Marathon.

Auf diesen Gebieten war ich einer der Besten.

An eine der merkwürdigsten Situationen in dieser Zeit erinnere ich mich noch genau. Einer der Älteren, ich denke, er war 17 oder 18, hatte Probleme mit einem Mitschüler. Er fragte mich – ich war 13 – ob ich die Angelegenheit für ihn aus der Welt schaffen könne, also gegen den anderen kämpfen würde …

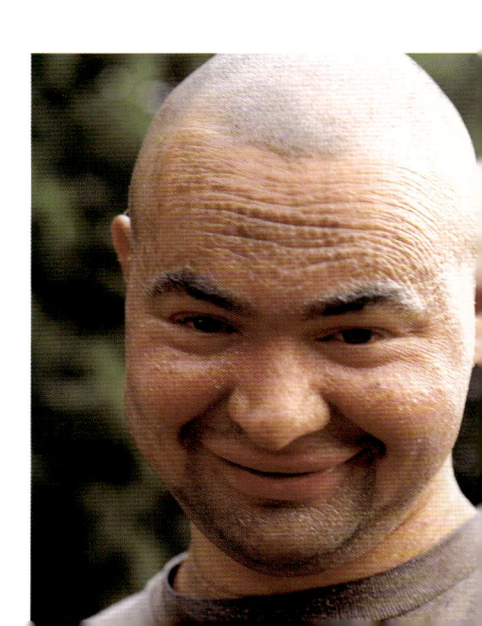

Als ich ungefähr 16 war, begann eine schlechte Zeit für mich. Ich konnte mich nicht finden, hatte Schwierigkeiten mit meiner Identität. Nicht wegen der Ichthyose. Es war eine ganz normale pubertäre Phase, wie sie viele meiner Mitschüler auch durchlebten. Probleme in der Schule, schlechte Noten, unbefriedigende Diskussionen mit den Lehrern.

Ich verließ die Schule.

In Ostende erlebte ich die drei schwierigsten Jahre meines Lebens, ich suchte meine Identität, meinen Lebensweg, und mein Optimismus schien dahin. Ich fühlte mich so verloren und verbrachte meine Zeit mit einer Menge schlechter Jungs mit noch schlechterem Einfluss.

Dann habe ich die Schule abgeschlossen und das wirkliche Leben begann. Mein Traum war, mit geistig behinderten Menschen zu arbeiten, also ging ich in die Erwachsenenbildung und begann in einem Institut zu arbeiten. Meine „Klienten" waren Erwachsene mit Autismus. Sie litten unter psychischen Problemen, die auch Aggressionen auslösten, und waren außerdem geistig behindert. Meine Kollegen waren alles Menschen mit riesengroßem Herz. Sie gaben mir mein Selbstvertrauen und meinen Optimismus zurück.

In diesen schlechten Jahren war ich froh, mit dem Basketball-Spielen niemals aufgehört zu haben, denn das war mein Ventil.

Nach ein paar Monaten erlaubte meine Mutter mir, alleine zu leben, nicht weit von meiner Arbeitsstelle entfernt. Ich erneuerte einige Freundschaften, baute neue auf und wurde ein sehr respektierter Basketballspieler.

Und dann …

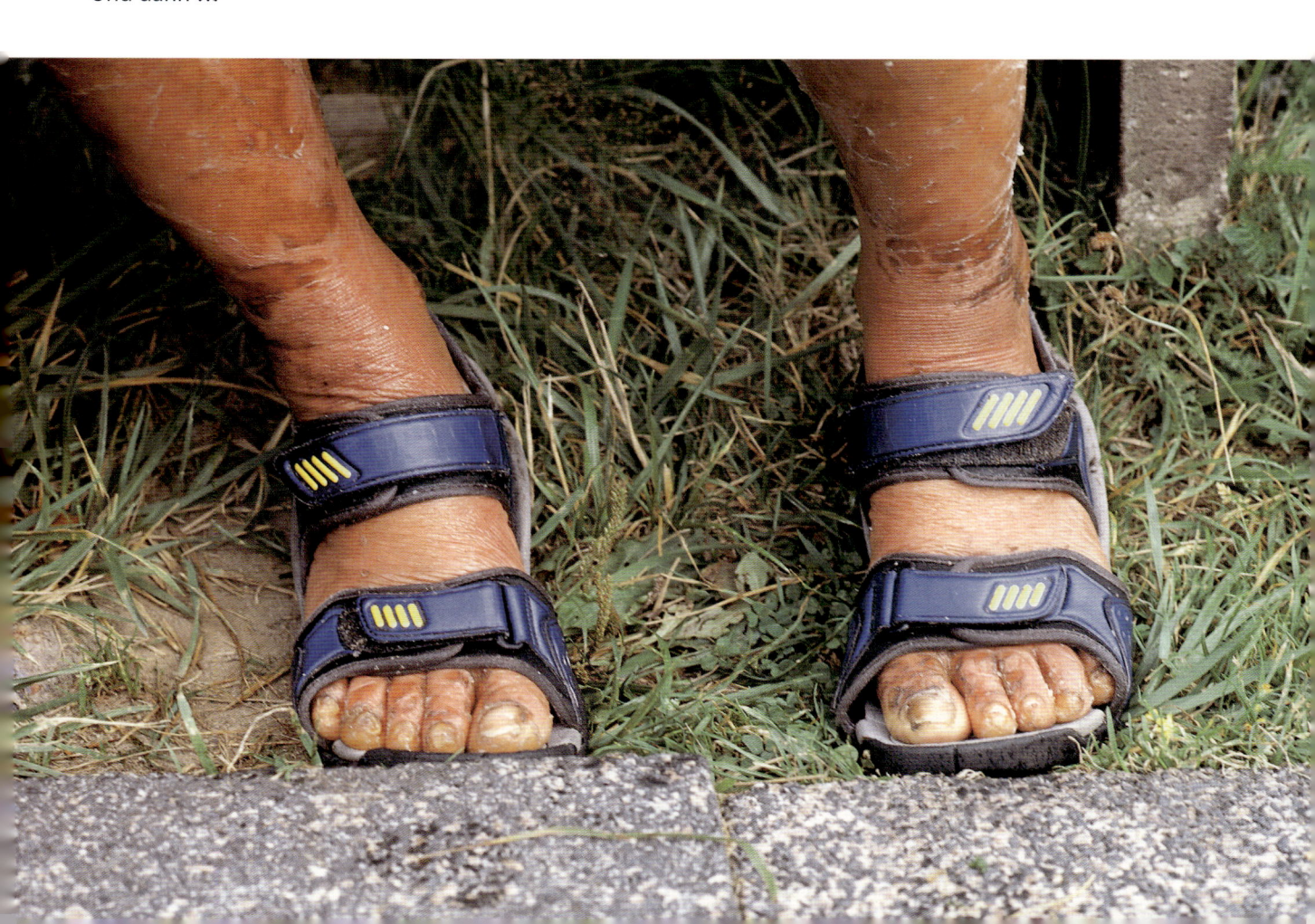

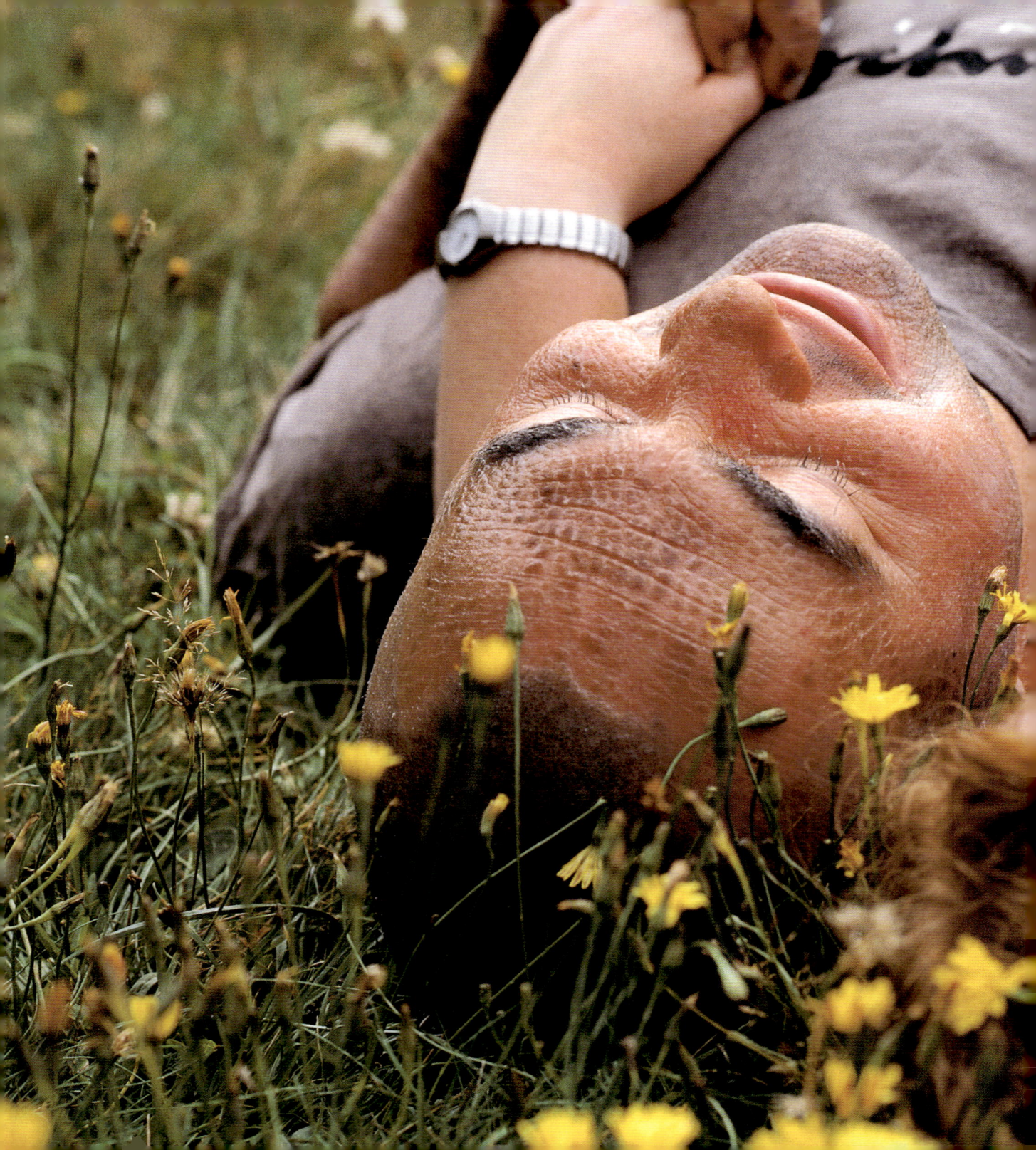

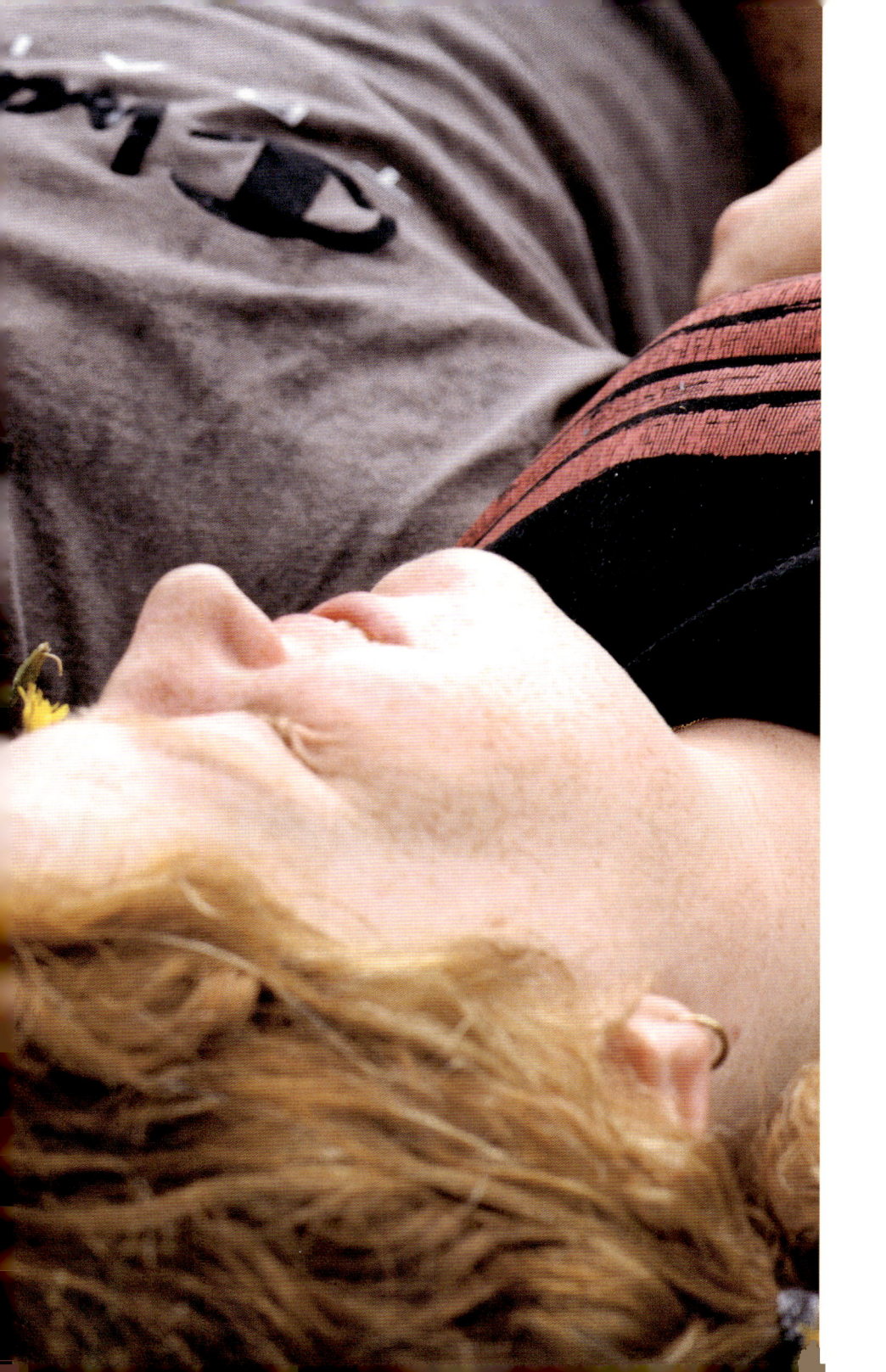

Dann traf ich Hilde. Natürlich hatte ich vorher schon einige Freundinnen gehabt, aber mit Hilde, das war ganz anders, das war wie ein Wunder. Wir gehörten einfach zusammen – vom ersten Augenblick an. Sie respektierte mich hundertprozentig. Aber sie wollte alles über Ichthyose wissen, sie wollte meine Haut verbessern, manchmal wollte sie zu schnell vorwärts preschen.

Ich erklärte ihr, warum ich dieses oder jenes tue.

67

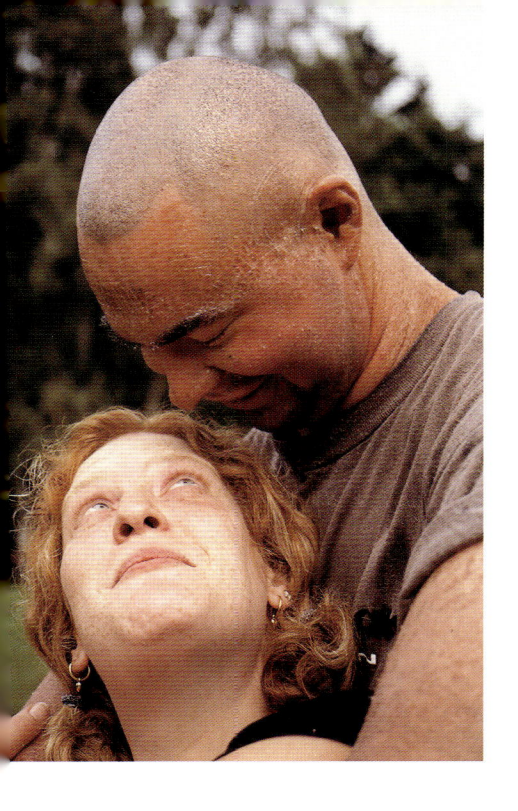

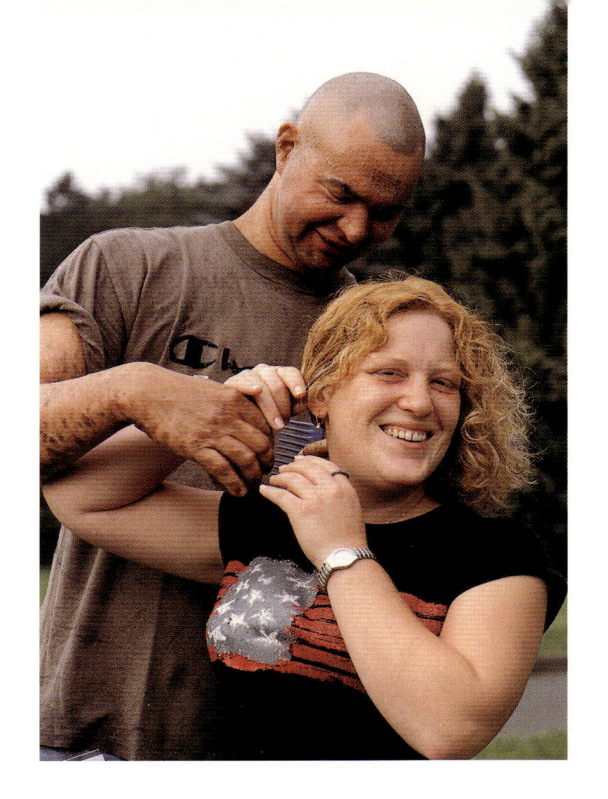

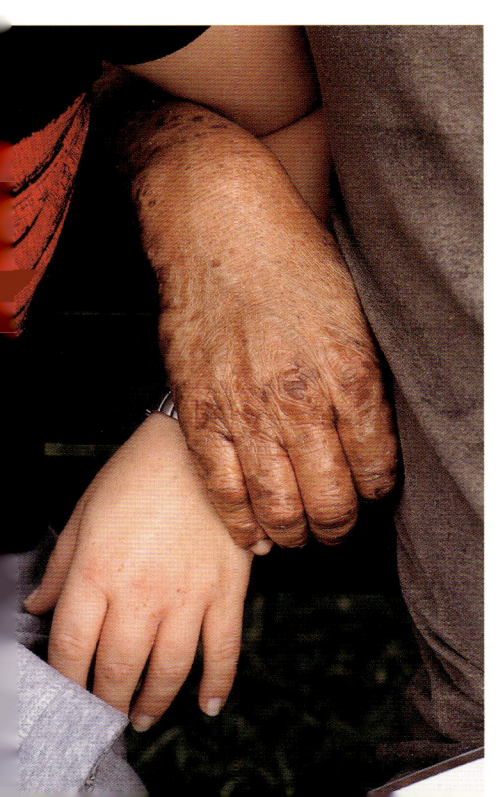

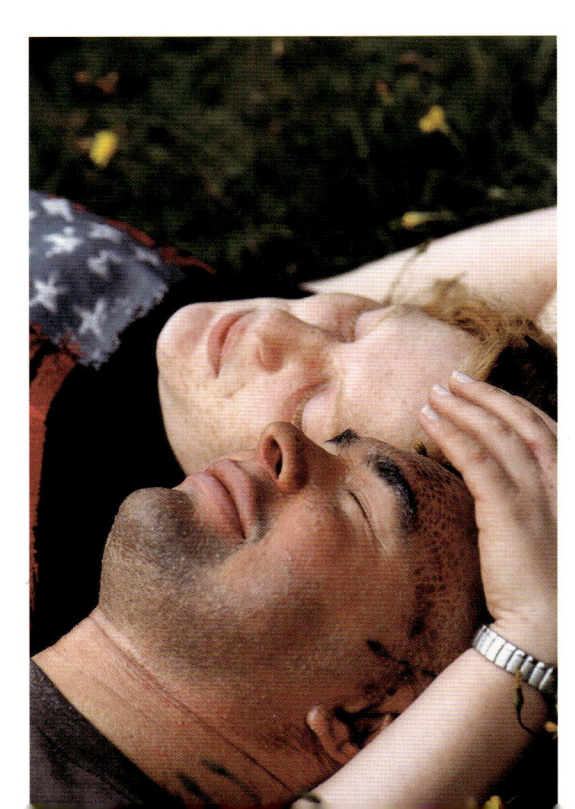

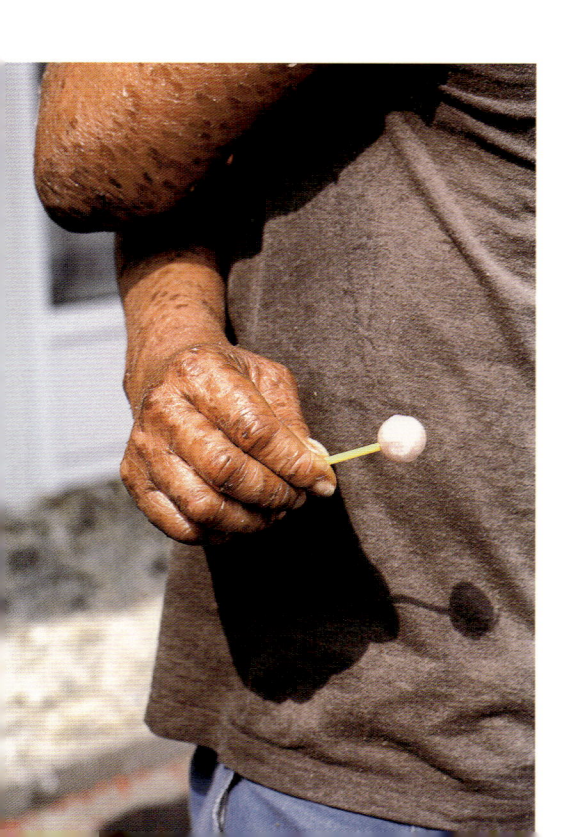

Ein anderer entscheidender Tag in meinem Leben war der Beitritt zur Selbsthilfegruppe. Meine Mutter zeigte mir einen Artikel in der Zeitung. Ich hatte nie darüber nachgedacht, nie über meine Ichthyose gesprochen, mich nie damit auseinander gesetzt. Mein Interesse war geweckt, und so kam es, dass ich Mitglied wurde.

Ich möchte nur glücklich sein und ein angenehmes, schönes Leben führen. Und ich möchte Menschen helfen, die Probleme damit haben, ihr Leben hinter ihrer Haut zu finden.

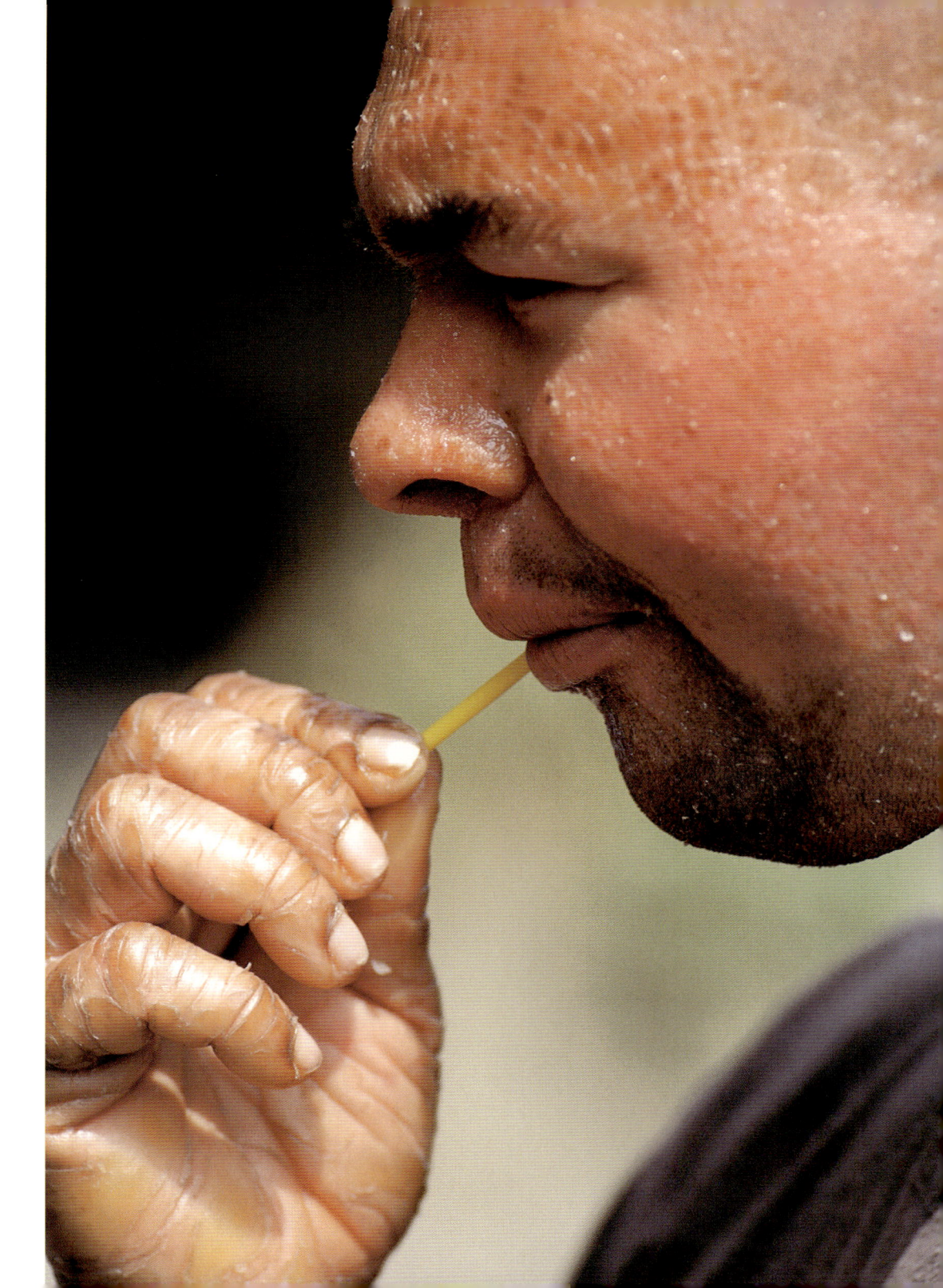

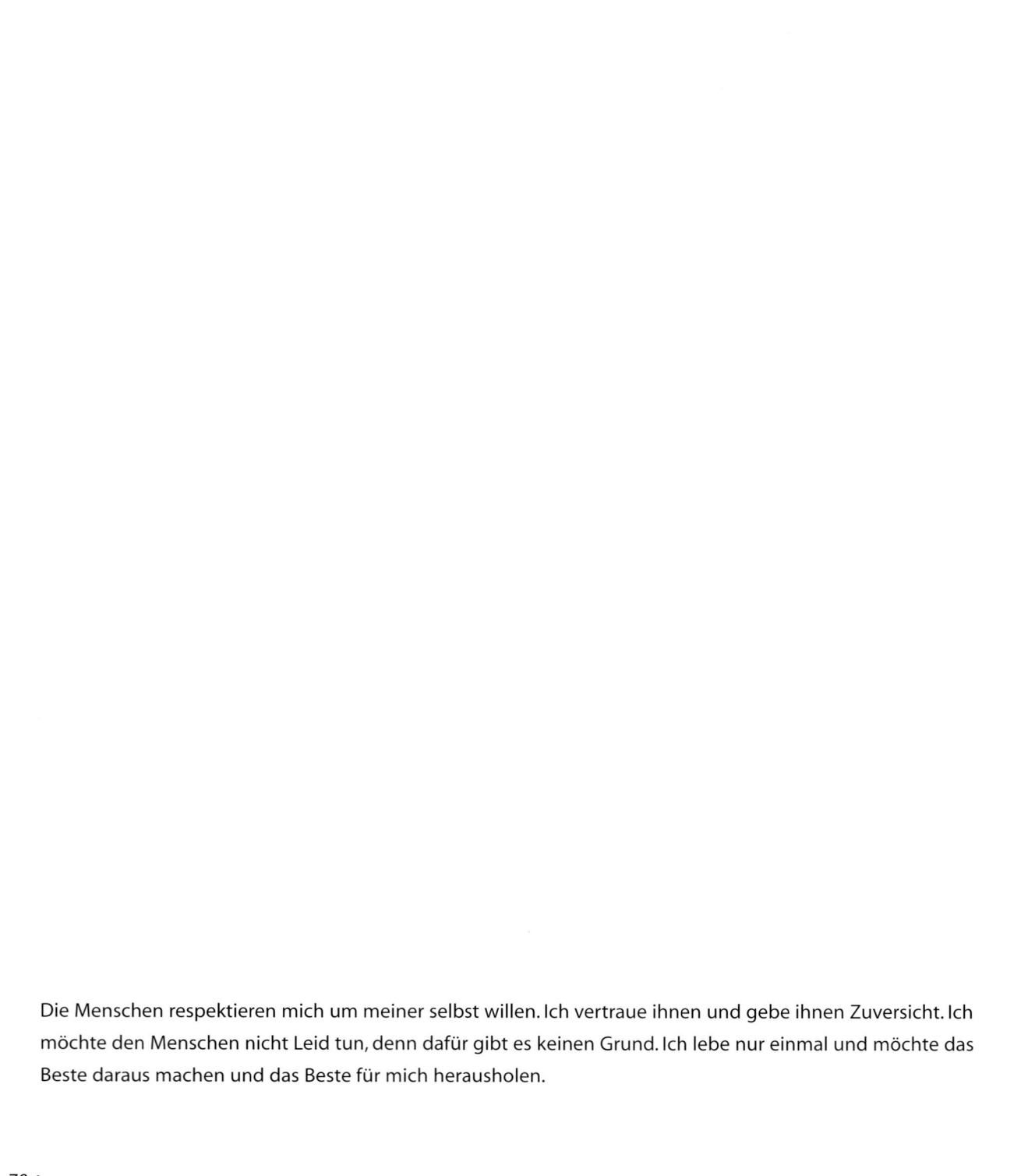

Die Menschen respektieren mich um meiner selbst willen. Ich vertraue ihnen und gebe ihnen Zuversicht. Ich möchte den Menschen nicht Leid tun, denn dafür gibt es keinen Grund. Ich lebe nur einmal und möchte das Beste daraus machen und das Beste für mich herausholen.

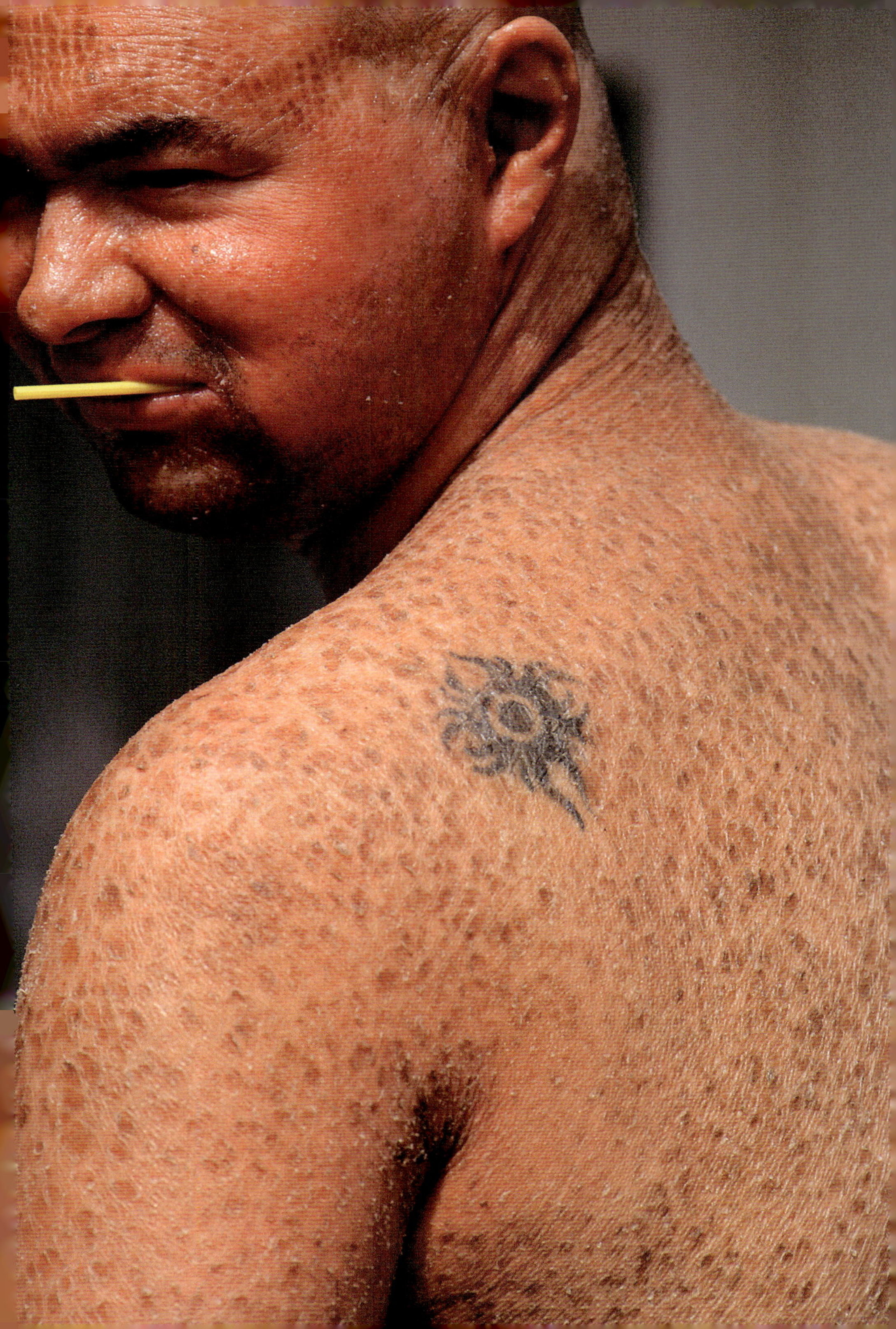

Paula

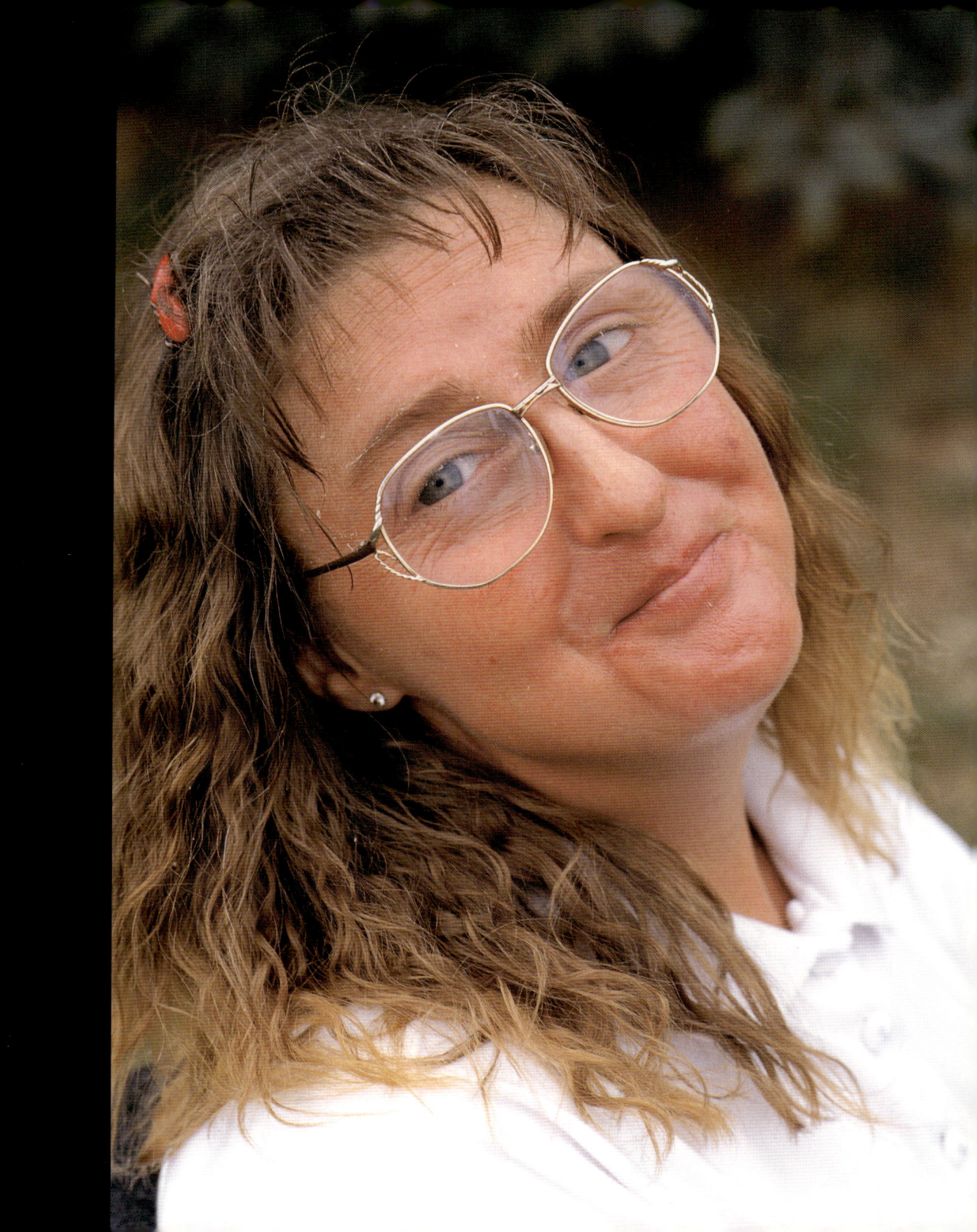

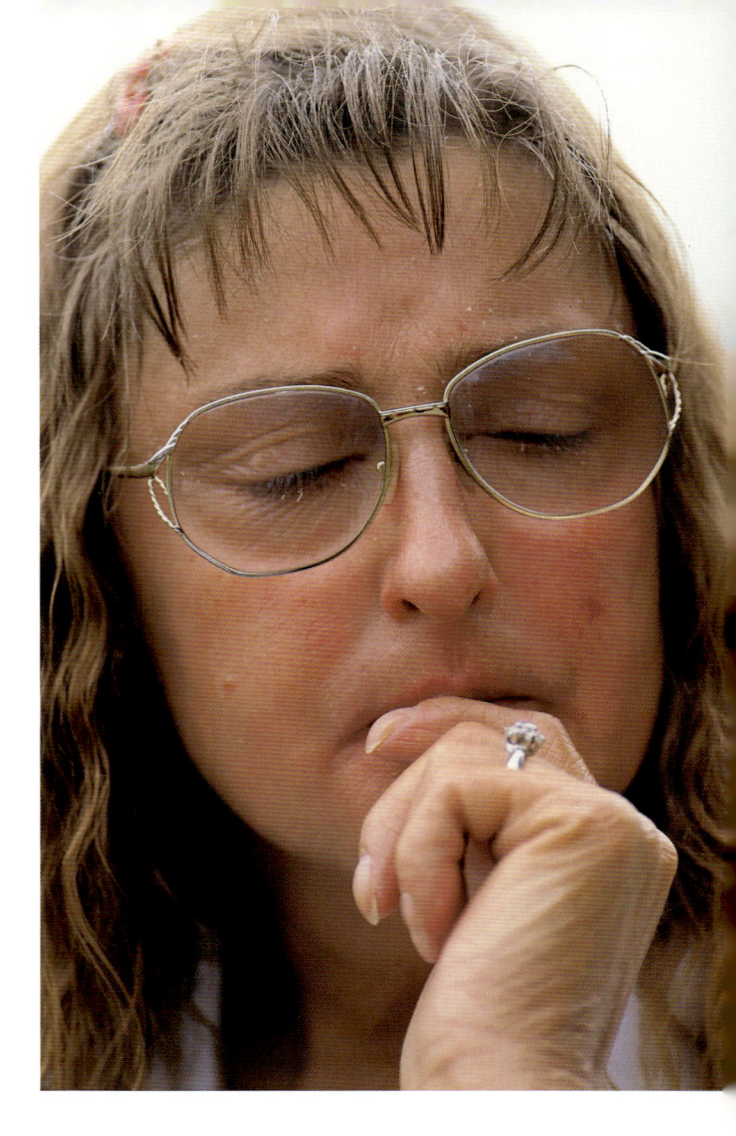

Als ich geboren wurde, hatte ich eine pergamentartige Haut um mich herum (Kollodiumhaut) und bei meinen Eltern und den Ärzten herrschte große Panik. Für meine Eltern war es schwer, dass ich eine so seltene, schwere Hautkrankheit hatte, mit der sich kaum jemand auskannte.

Als meine Eltern endlich einen bekannten und berühmten Dermatologen gefunden hatten, begann all mein Elend – körperlich und psychisch.

Der Arzt sagte zu meinen Eltern: „Ihr müsst hart und rücksichtslos gegen euer Kind sein – sonst wird es in dieser Welt nicht zurechtkommen." Das war schwer für meine Eltern.

Und noch schwerer für mich.

Ich kam in den Kindergarten, und die Kinder wollten nicht mit mir spielen. Ich kam weinend nach Hause und durfte mich nicht einkuscheln, weil das der Arzt gesagt hatte …

Immer habe ich mit Angst gelebt.

Später kam noch ein Problem dazu, nämlich dass ich sehr gut in der Schule war. Das war zu viel für meine Mitschüler. Sie riefen mir nach: „Du mit der Krokodilshaut, du mit dem roten Kopf! Durch deine Haut bekommst du auch noch bessere Noten …" und so weiter. Gefühlsmäßig wurde mir das alles zu viel, aber weinen durfte ich auch nicht bei meinen Eltern – das hatte der Dermatologe gesagt!

Plötzlich veränderte sich sehr viel in meinem Leben. Ich hatte die Schule beendet, war Krankenschwester und konnte arbeiten gehen! Ich wurde sofort aufgenommen im Team und meine Arbeit war alles für mich.

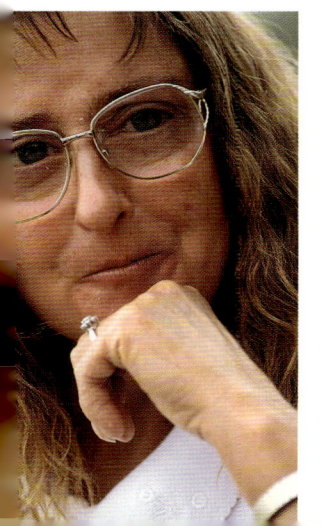

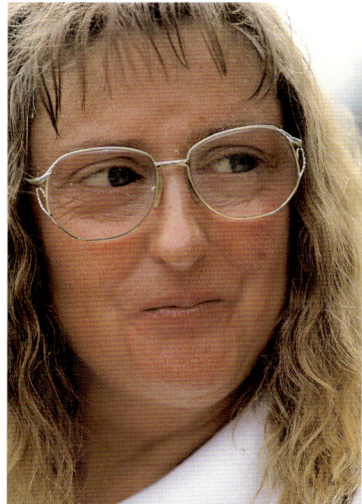

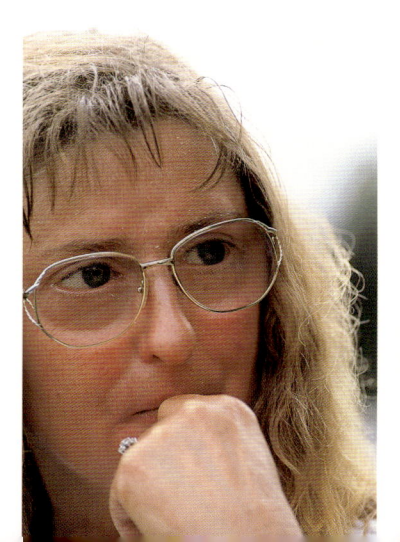

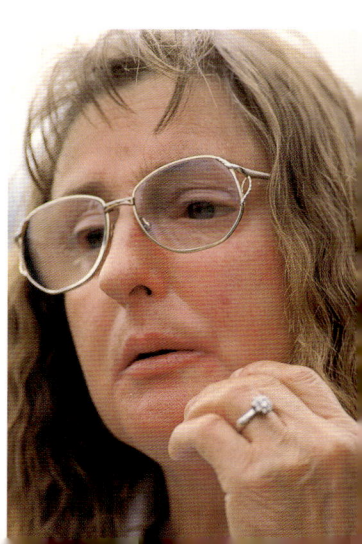

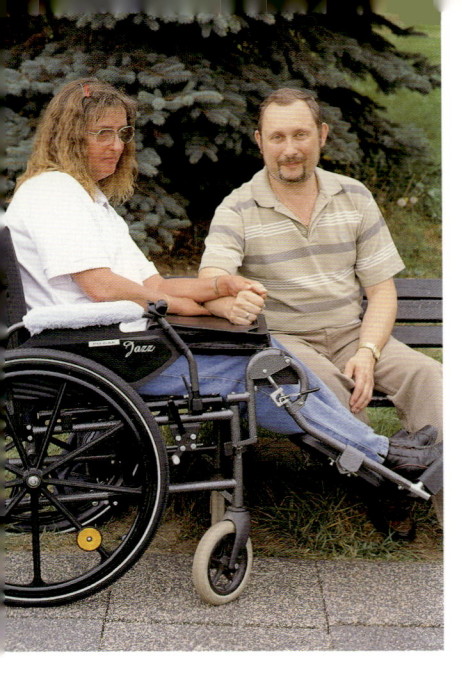

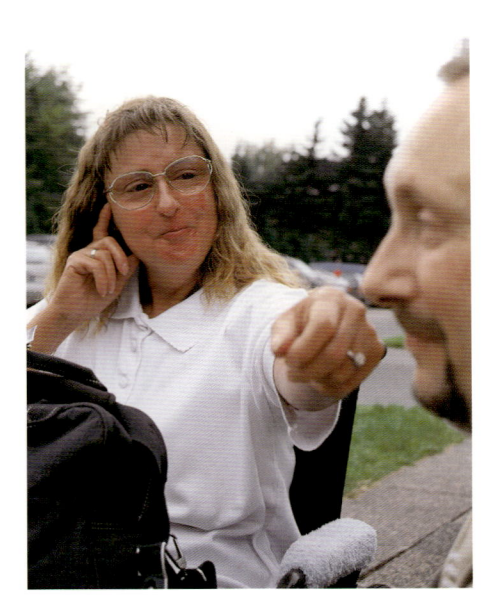

Als ich 18 Jahre alt war, konnte ich mich mit meinen Eltern aussprechen. Was meine Mutter mir erzählte, war so ergreifend. Wie sie zusammen mit meinem Vater all die Jahre um mich gelitten hatte, um alles richtig zu machen, was ihnen der Dermatologe gesagt hatte … Es war schwer für mich – aber ich konnte begreifen, dass sie es einfach „richtig" machen wollten.

Jetzt bin ich 46 Jahre alt, und die psychischen Probleme sind immer noch nicht vorbei. Wenn es draußen heiß ist, sehen die Leute mir nach und flüstern miteinander wegen meines roten Kopfes, und Bemerkungen wie: „Tomaten haben ein gutes Jahr!" fallen immer wieder. Manchmal werde ich dann böse oder muss weinen.

Mit 16 Jahren bekam ich noch ein Problem mit den Knochen und muss heute nach vielen Therapien und Operationen trotzdem im Rollstuhl sitzen.

Mein Ehemann und ich kennen uns seit unserem sechsten Lebensjahr. Das einzige Problem, das er mit meiner Haut hat, ist das starke Abrubbeln mit dem Bimsstein – das kann er schlecht ertragen.

Wir sind nun 24 Jahre verheiratet und immer noch glücklich wie am Anfang. Mein Mann und meine Familie geben mir viel Kraft und Hoffnung.

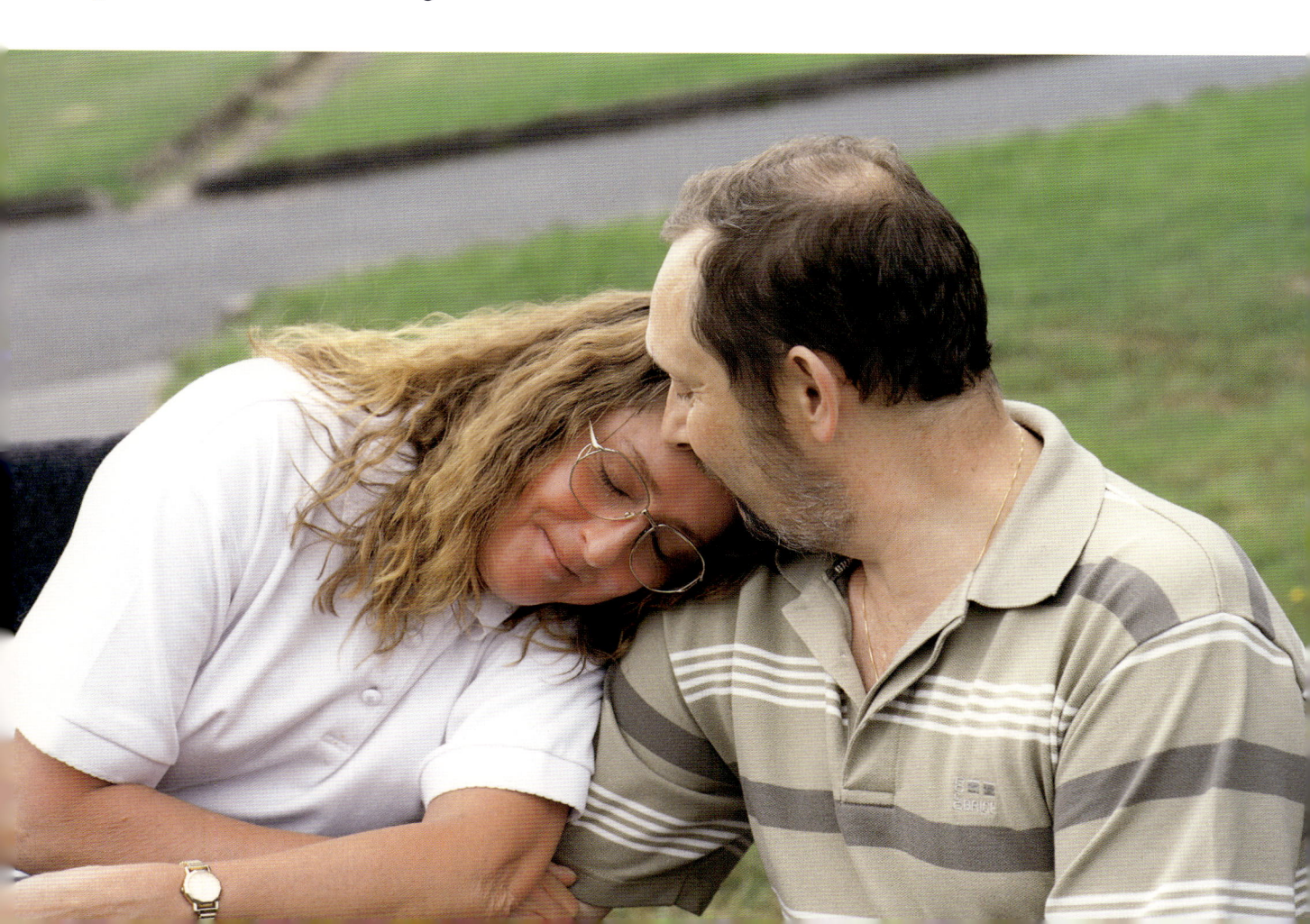

Wir sind keine Ichthyosis-Menschen – aber Menschen mit Ichthyosis!

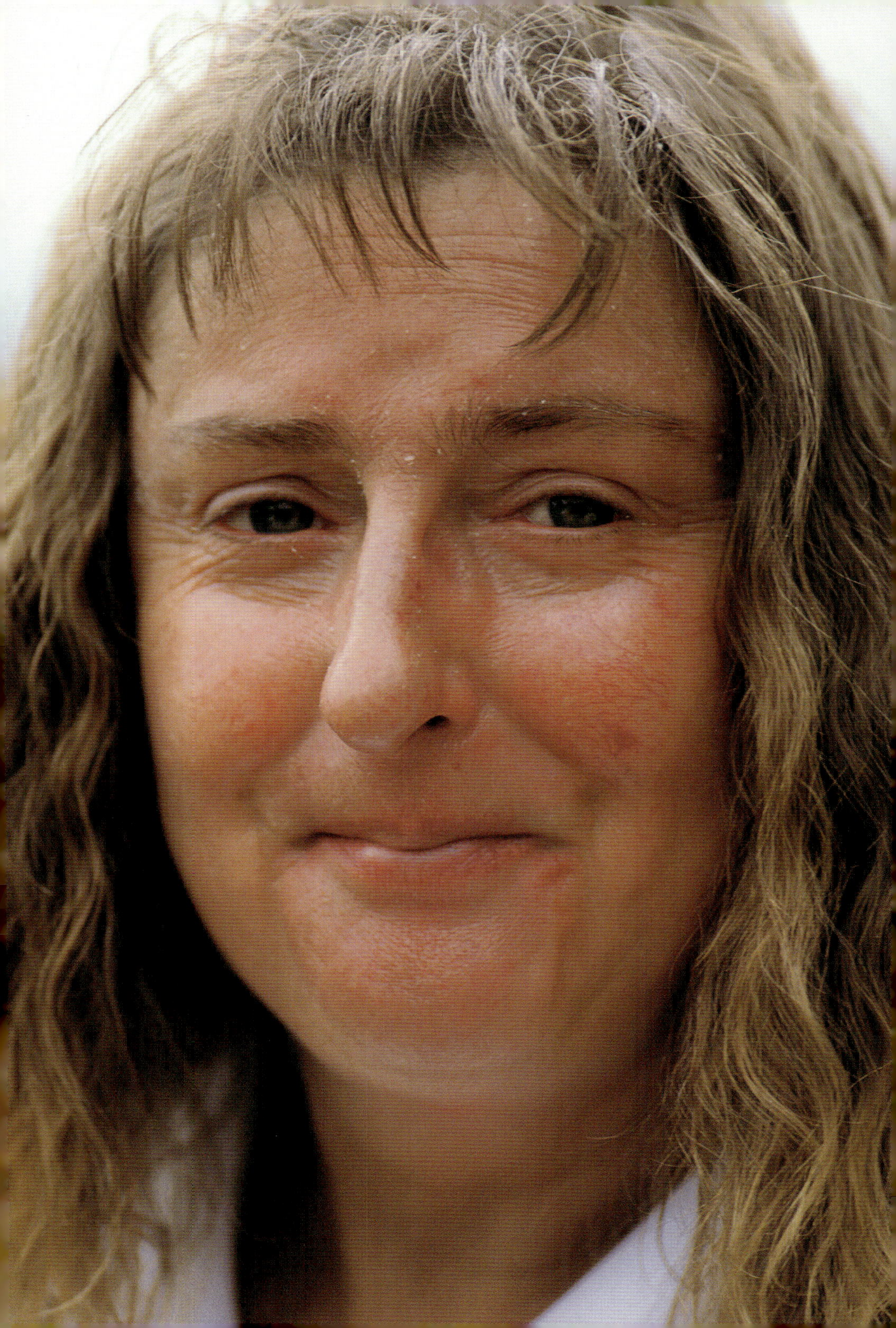

Marja

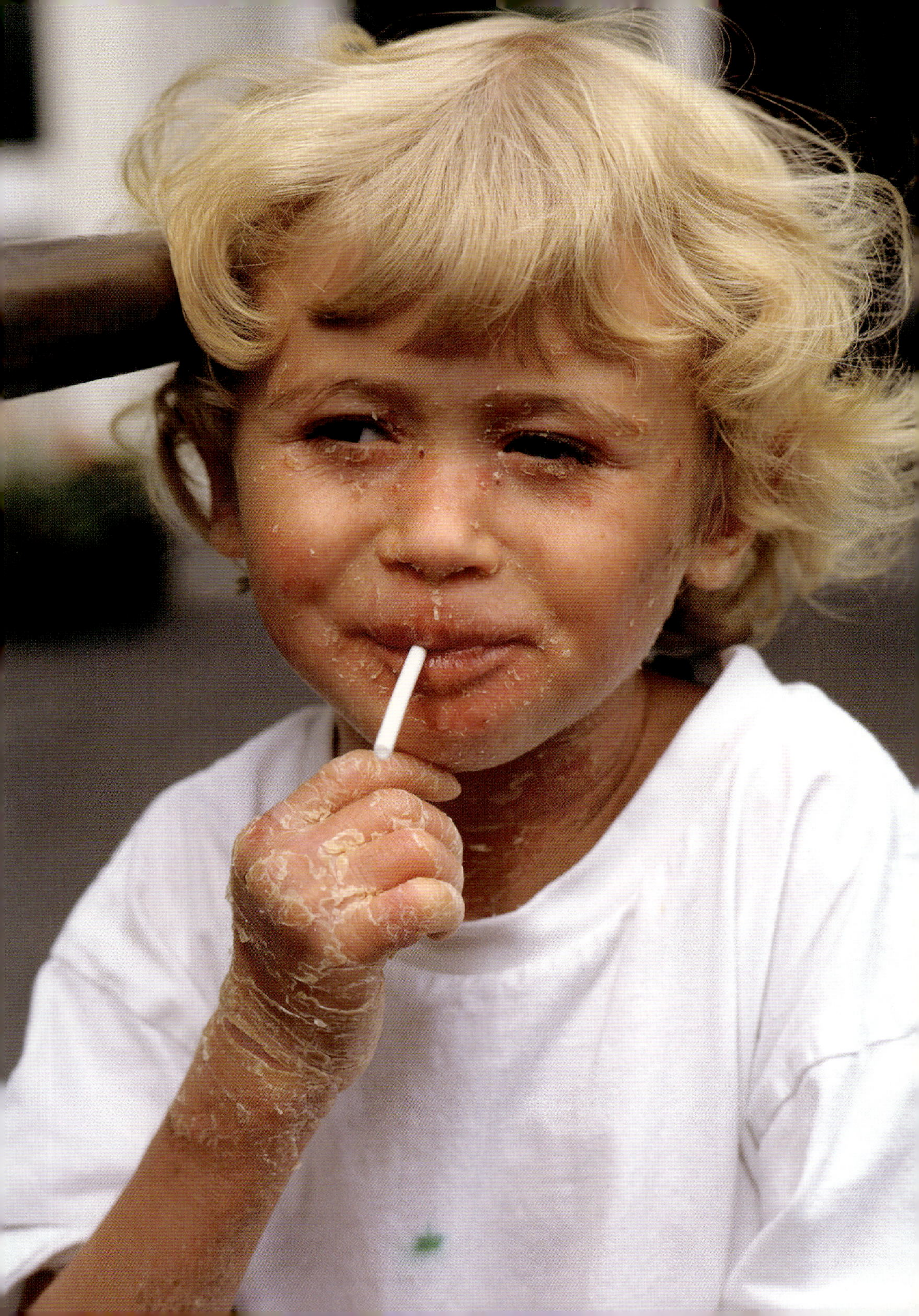

Ganz lange schon hatten sich meine Eltern ein Kind gewünscht. Dann war ich endlich unterwegs. Aber schon im Bauch war ich immer zu klein und zu schmächtig … Aber trotzdem wollte ich nicht bis zum Ende warten und bin vier Wochen zu früh auf die Welt gekommen. Irgendetwas war mit meiner Haut nicht in Ordnung.

Meine Mama hatte keine Brille auf und konnte es deshalb nicht gleich sehen. Ich musste schnell in die Kinderklinik, und eine halbe Stunde später bin ich kurz im Inkubator an meiner Mama vorbeigefahren. Zum Glück war mein Papa bei mir.

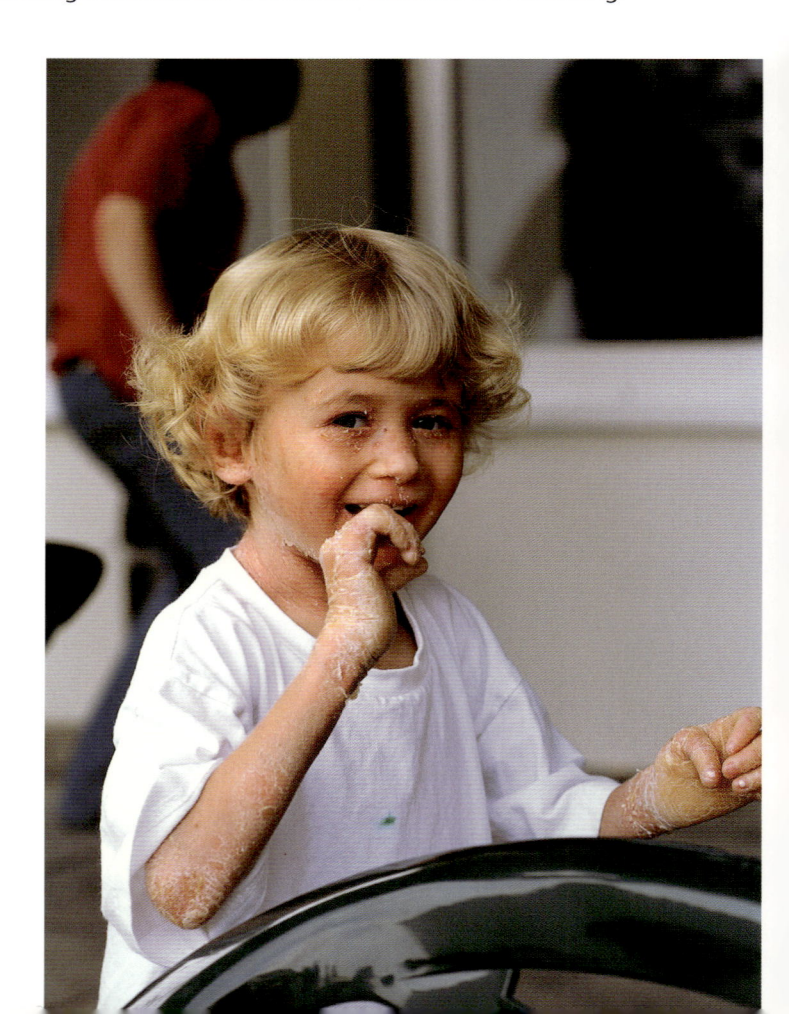

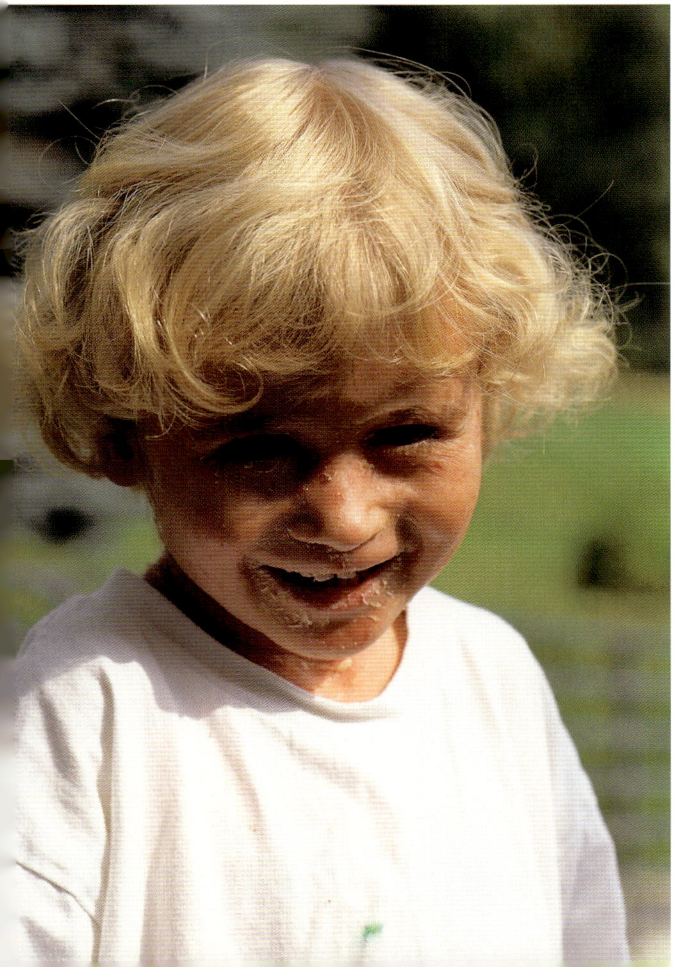

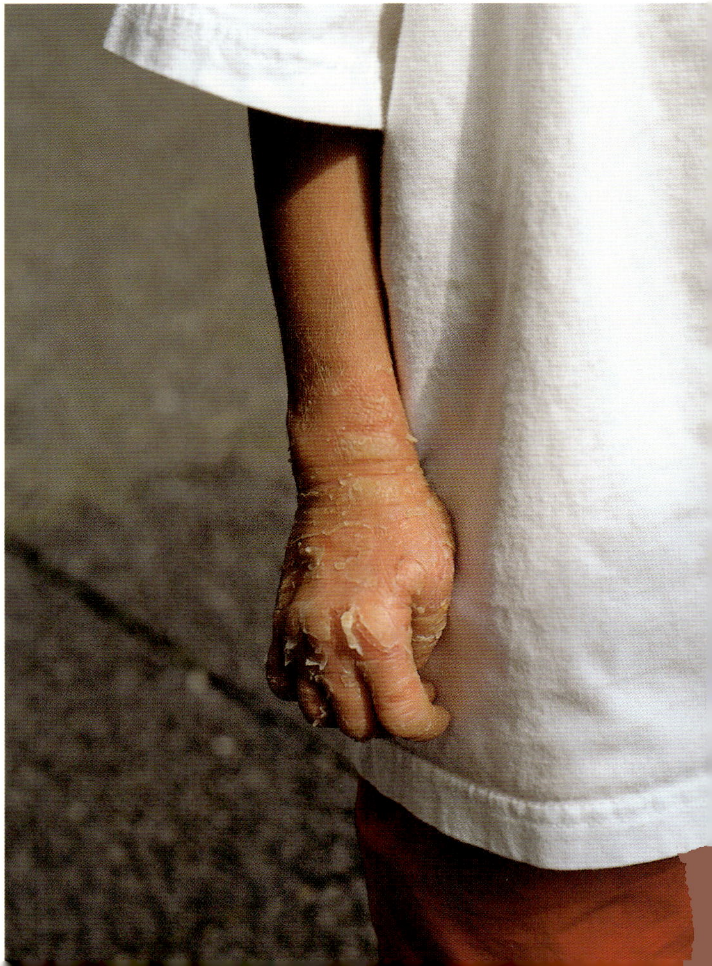

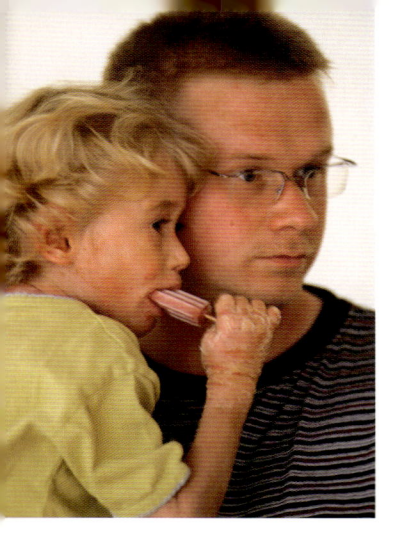

Sieben Wochen war ich auf der Frühchen-Station, und meine Eltern kamen mich jeden Tag für zwei Stunden besuchen. Manchmal haben sie auch noch Besuch mitgebracht. Das Beste war aber, als ich endlich mit nach Hause durfte.

Als ich fast ein Jahr alt war, konnte ich plötzlich sitzen – einfach so. Aber drehen und hinsetzen konnte ich mich nicht. Zum Geburtstag habe ich dann auch prompt einen Hochstuhl bekommen. Im Sitzen konnte ich viel besser spielen, und meine Eltern waren ganz stolz auf mich.

Als wir umgezogen sind, kam ich auch in einen neuen Kindergarten. Da guckten erst mal alle, weil meine Haut so anders aussah. Aber nach einer Woche hatten sich fast alle daran gewöhnt. Nur die neuen Kinder gucken noch. Ich sage denen dann immer, dass das doch nur trockene Haut ist und ich mich viel baden und eincremen muss.

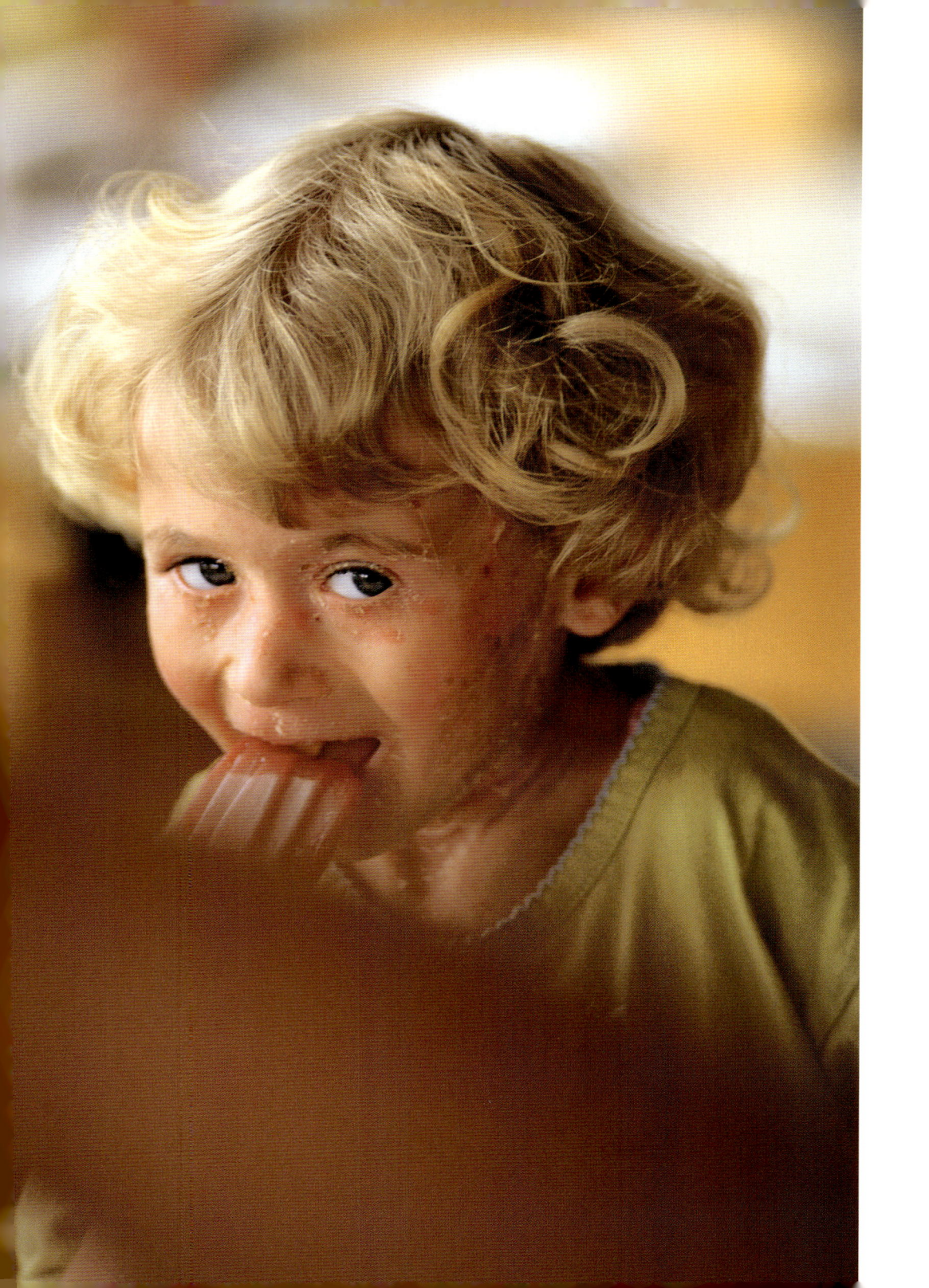

Weil ich so kurze Haare hatte wie mein kleiner Bruder Julius, haben immer alle gesagt, ich sei ein Junge. Da habe ich mir ganz doll gewünscht, lange Haare zu bekommen. Aber meine Schuppen auf dem Kopf waren so dick, dass nichts daraus wurde. Kurz vor meinem vierten Geburtstag habe ich dann aber bei einer Selbsthilfegruppe andere Kinder mit trockener Haut gesehen – wie ich – und die hatten lange Haare.

In meiner nächsten Kur wurde meine Kopfhaut extrem gut gepflegt, und die Schuppen auf dem Kopf waren fast ganz weg. Seitdem wachsen meine Haare. Sie sind ganz blond und lockig und ich bin stolz auf jeden Zopf, den meine Mama mir macht.

Jetzt bin ich schon fünf und muss ganz viel selber machen. Meine Mama sucht mir immer solche Kleider aus, die ich alleine an- und ausziehen kann. Überhaupt findet sie immer was, damit sie mir nicht helfen muss. Das finde ich ganz schön blöd!

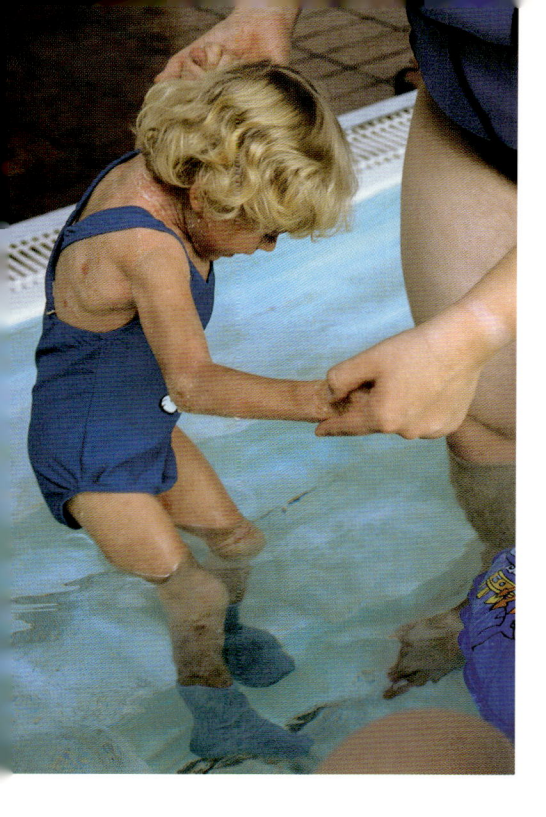

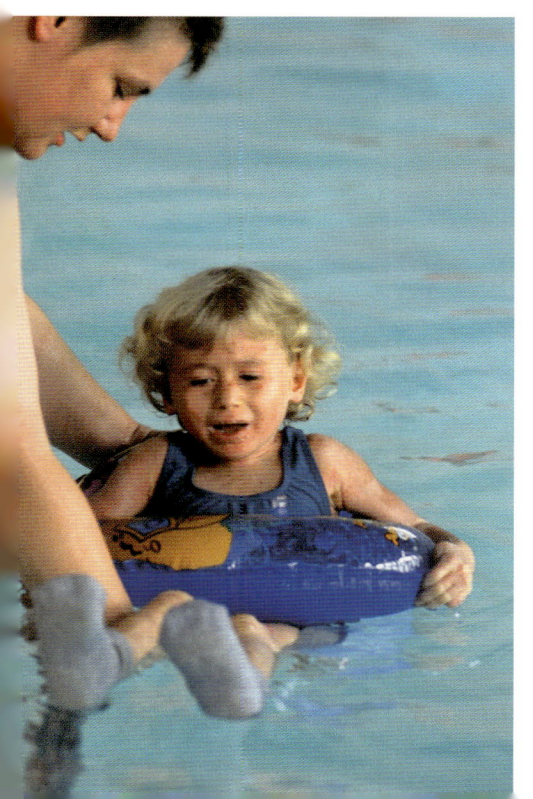

Als wir beim Jahrestreffen der Selbsthilfegruppe waren, gab es auch ein Schwimmbad.

Bisher hatte ich immer Angst vor dem Wasser, auch weil es so kalt ist, und vielleicht tut es auch weh mit dem Chlor da drinnen?

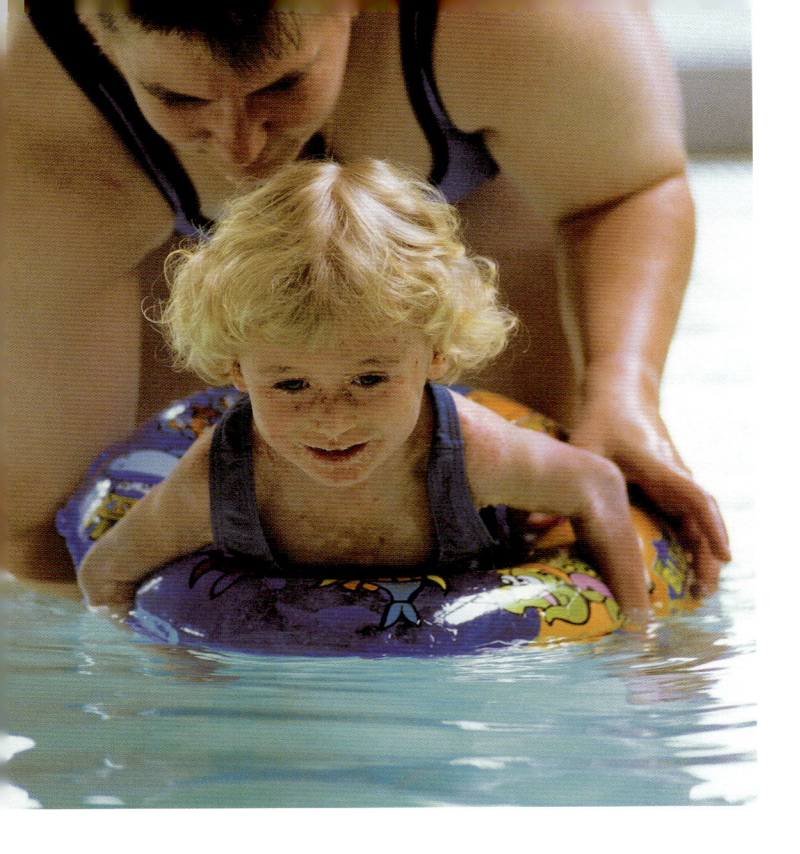

Zusammen mit meiner Mama und dem Schwimmreifen habe ich mich dann aber doch getraut.

Ganz langsam, und niemand durfte mit Wasser spritzen. Es war ein wunderschönes Gefühl – wie schweben. Und es hat überhaupt nicht weh getan.

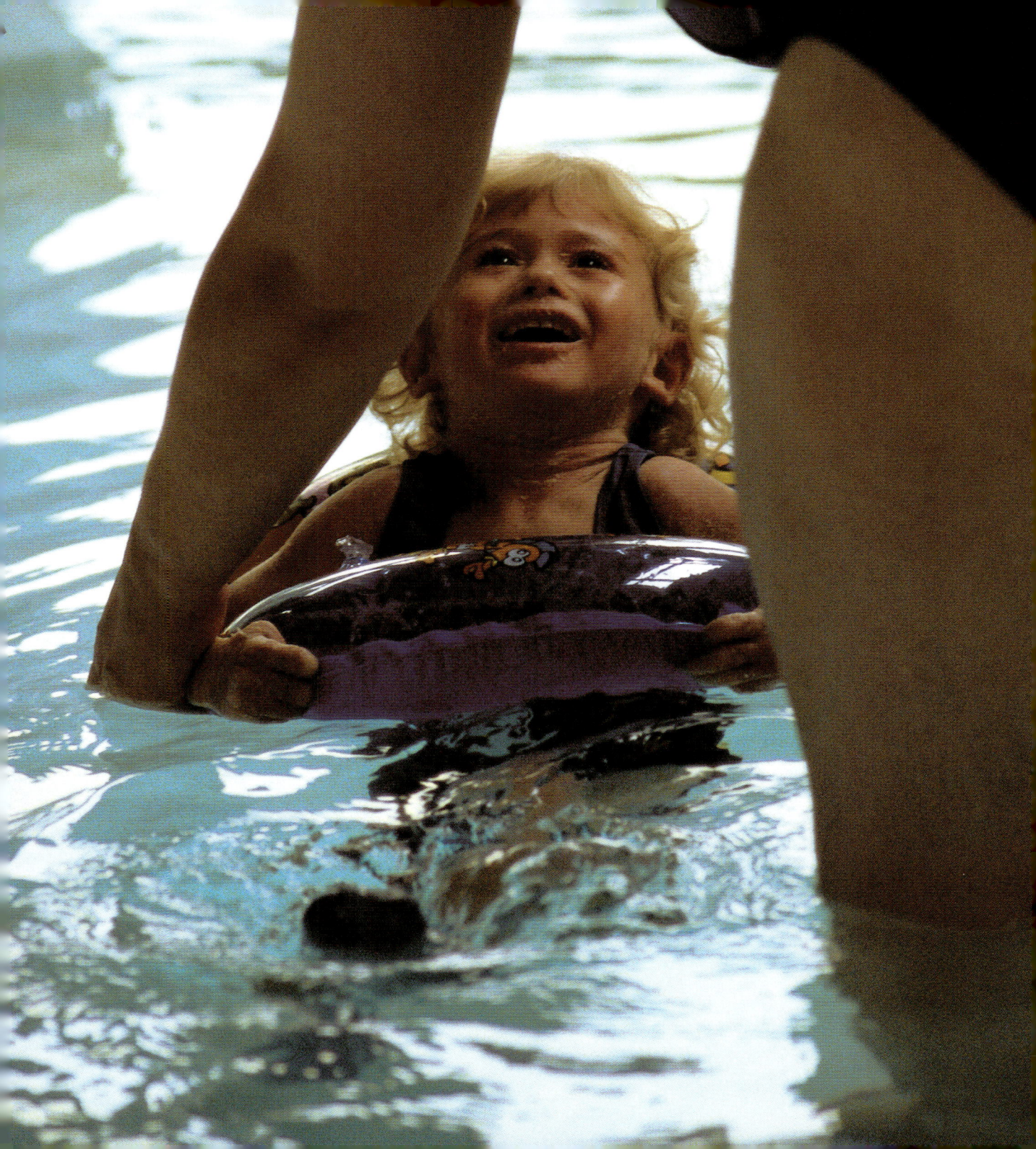

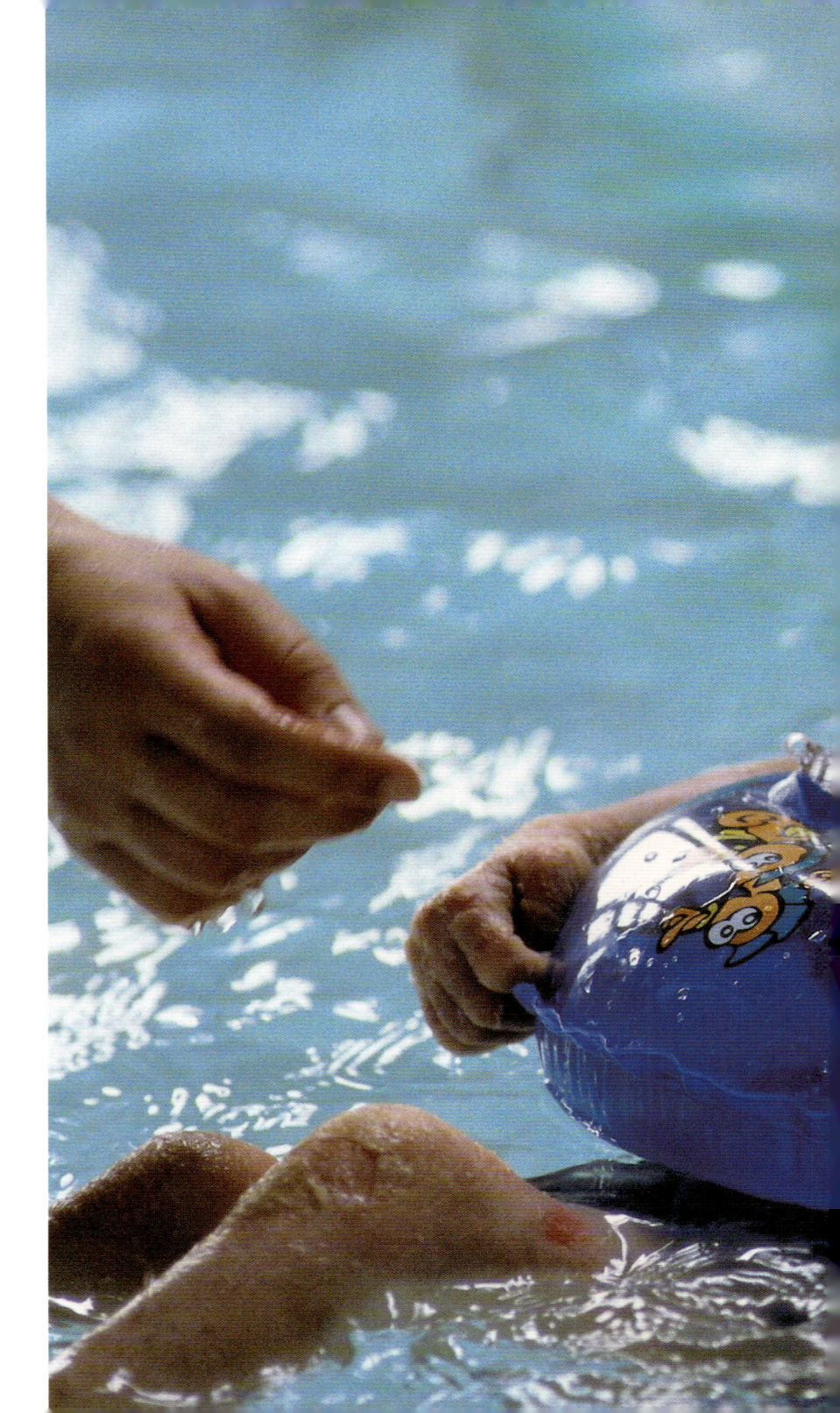

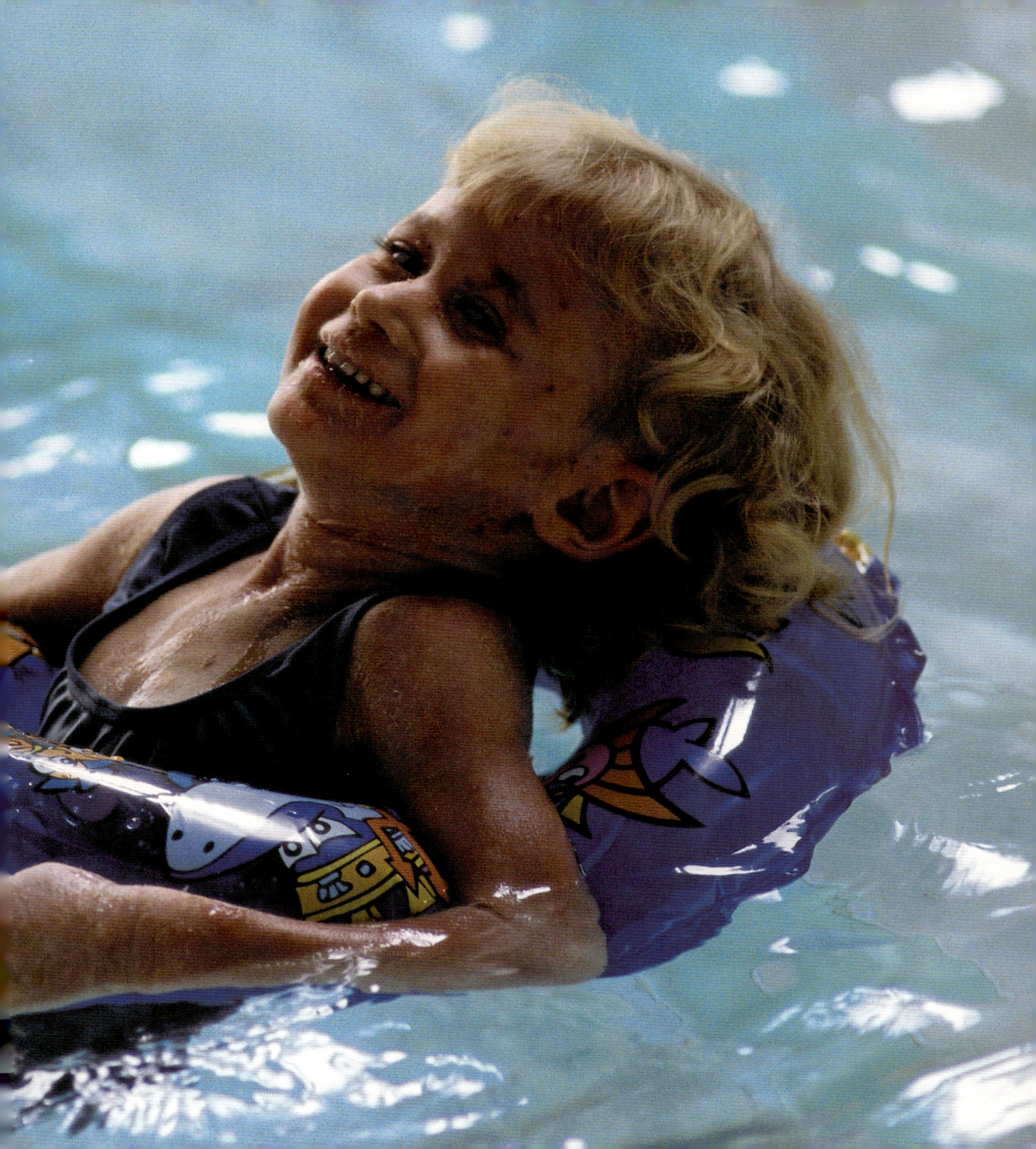

Wenn es im Sommer ganz heiß wird, werde ich auch ganz heiß, weil ich nämlich nicht schwitzen kann. Dann wird mein Kopf ganz rot, und wenn ich mich nicht abkühle, kann ich sogar umfallen. Deshalb ist es toll, dass es fast überall Eis zu kaufen gibt. Damit kann man die Hitze einigermaßen aushalten, und es kühlt mich schön. Trotzdem bin ich im Sommer am liebsten drinnen, wo es kühl ist –

oder am Meer; da weht ein schöner Wind, und man spürt die Hitze nicht so.

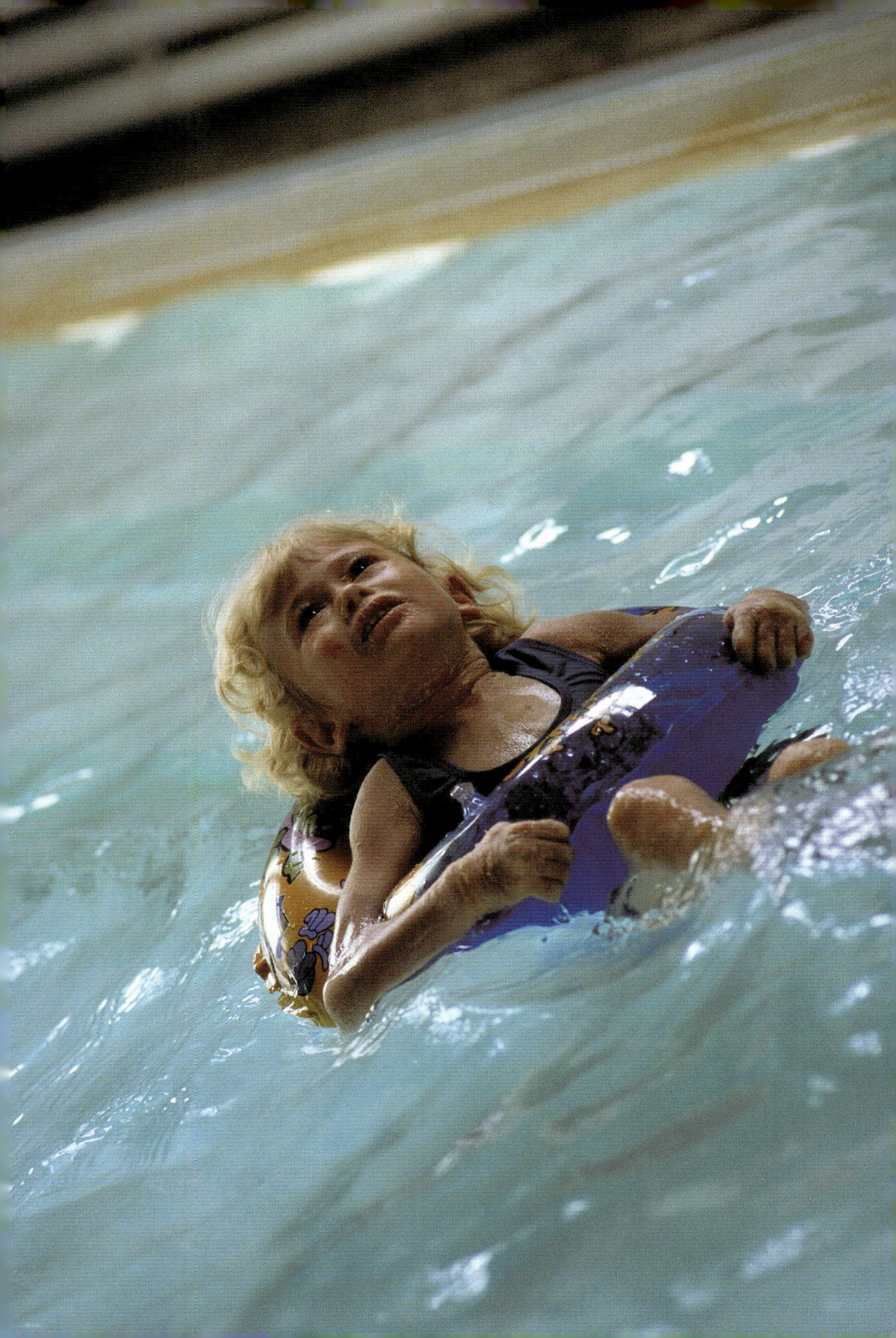

Dirk und Falk

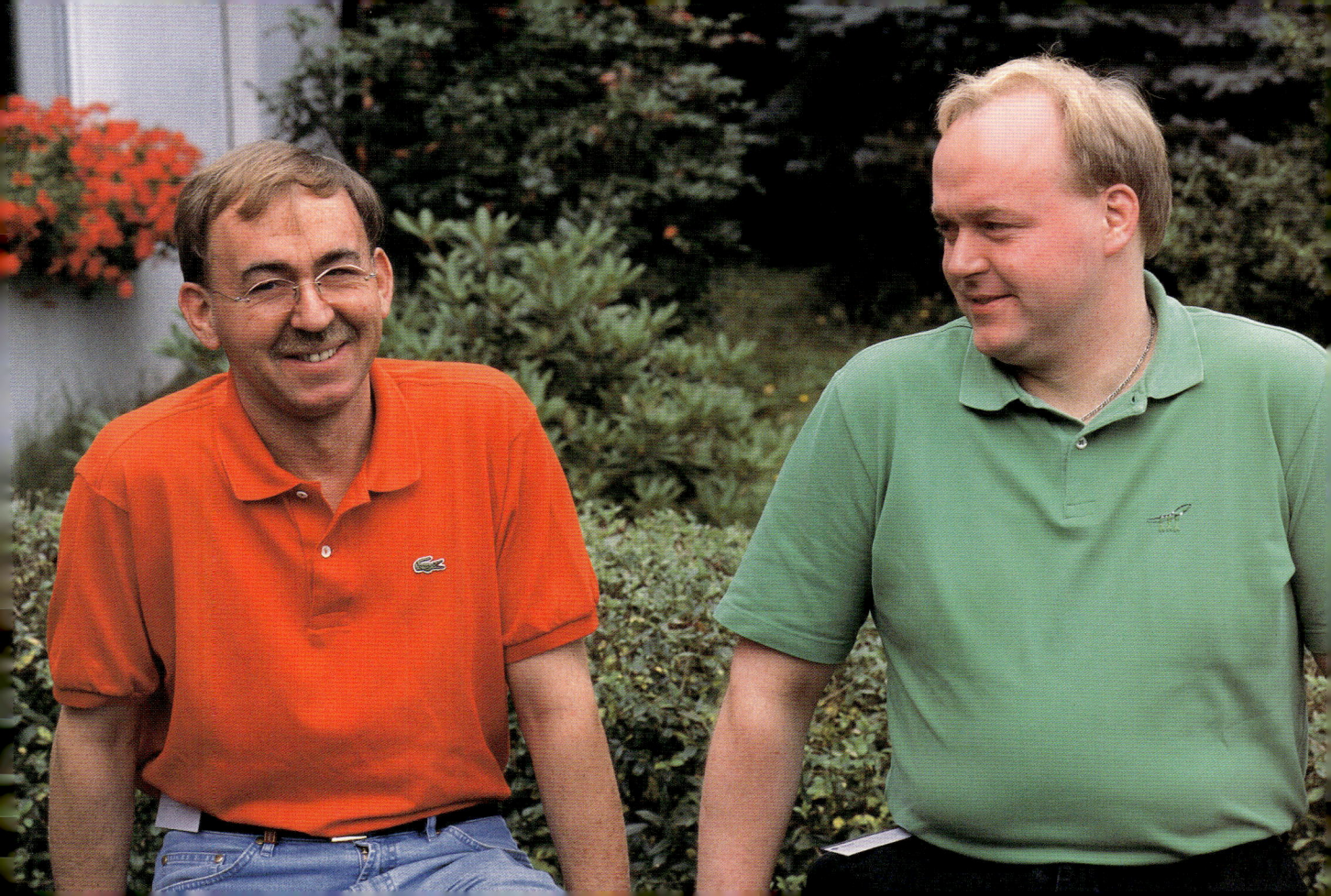

Schon nach meiner Geburt wurde eine kongenitale lamelläre Ichthyose diagnostiziert. Als Hautpflege wurde damals nur Vaseline-Creme empfohlen. Ein Bonner Arzt hat zur Einnahme flüssiges Vitamin A verschrieben. Dieses verursachte bei mir einen Leberschaden. Seit dieser Erfahrung weigere ich mich, Präparate einzunehmen.

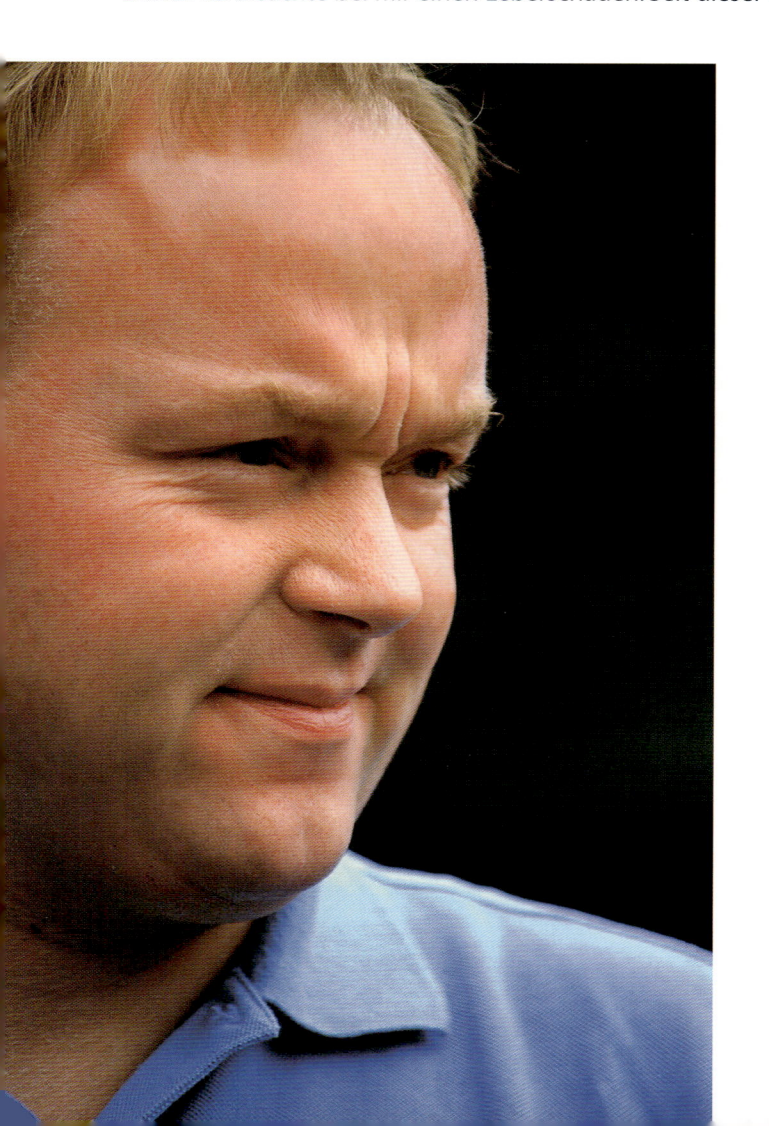

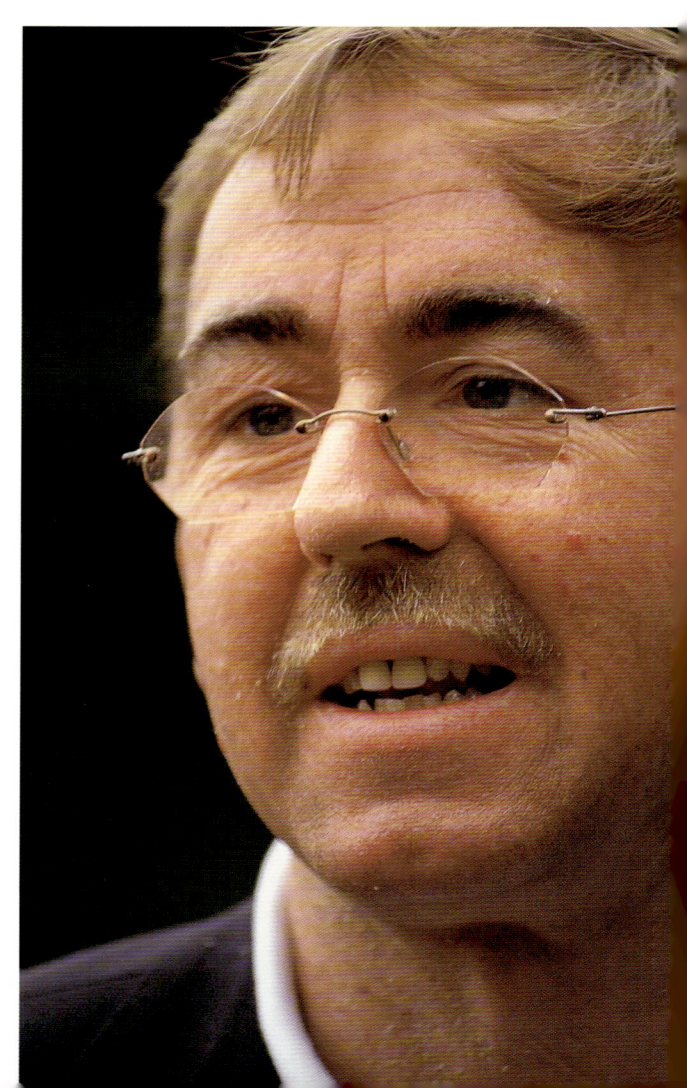

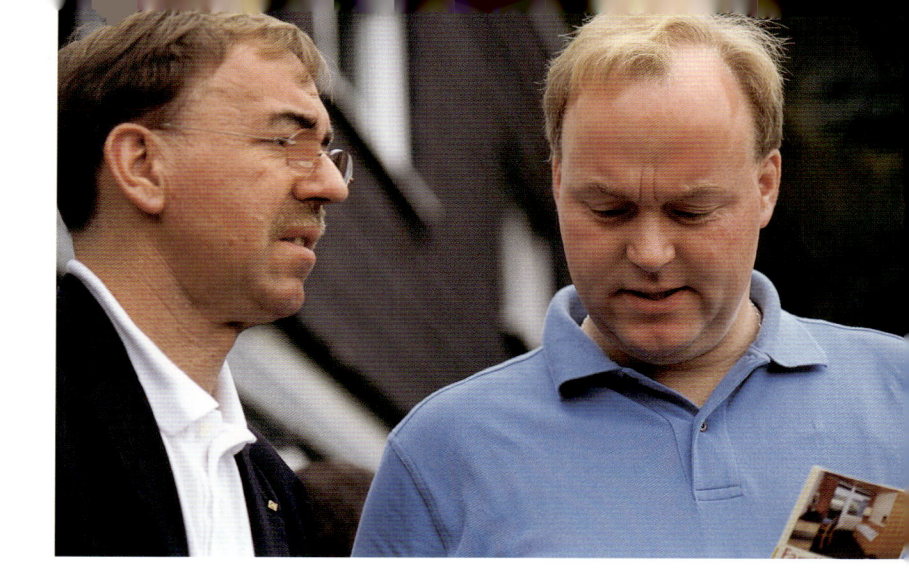

Gute Ergebnisse haben mein Bruder und ich mit einer Flüssigkeit aus den USA gemacht. Die Flüssigkeit wurde für Schuppenflechte entwickelt. Obwohl dieses Produkt für unsere Krankheit positiv war, aber die eigentlichen Zielpersonen es nicht vertragen konnten, wurde die Produktion in den USA nach ca. drei Jahren eingestellt.

Somit saßen wir wieder bei unserer Vaseline-Creme und Harnstoff.

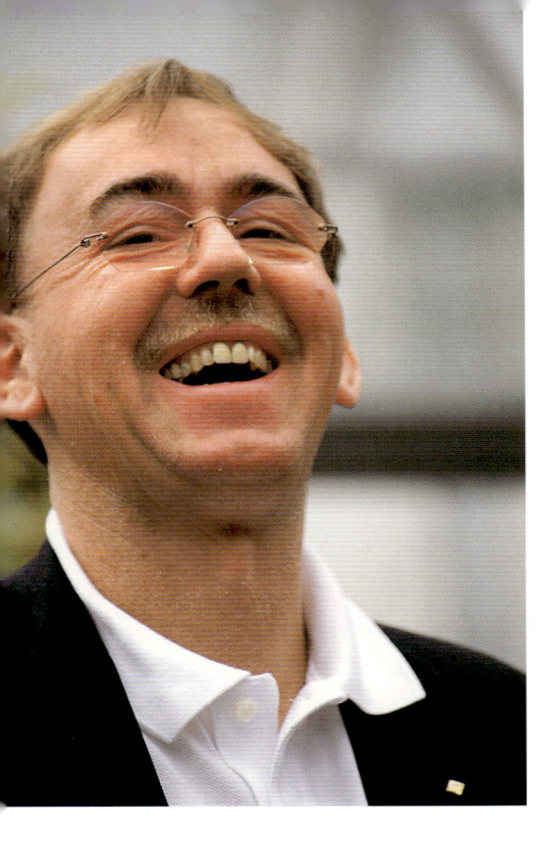

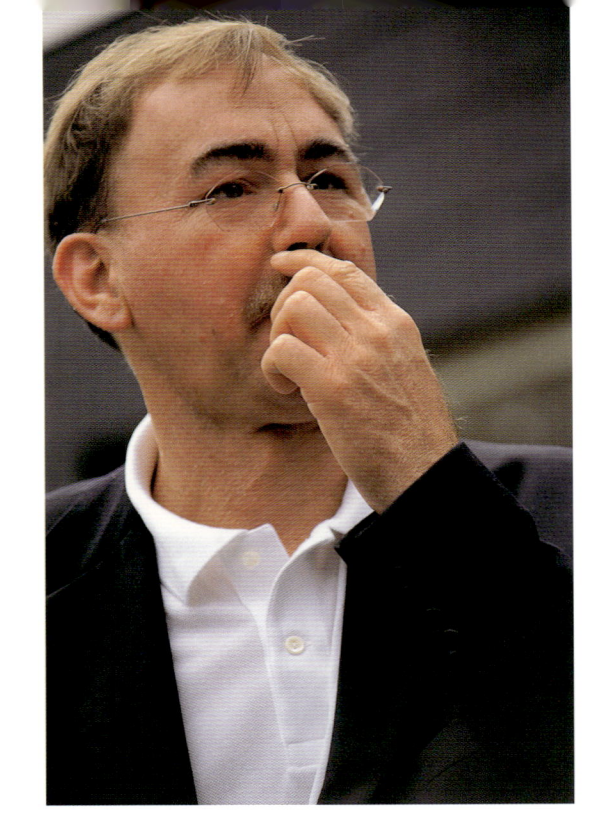

Die Ärzte waren über lange Jahre unsere ständigen Berater. Allerdings fühlten wir uns als „Sonderexemplare" auch oft zur Schau gestellt. Dazu gehörte die regelmäßige Vorstellung im Hörsaal. Hier haben 30 bis 40 angehende Ärzte an uns herumgefummelt.

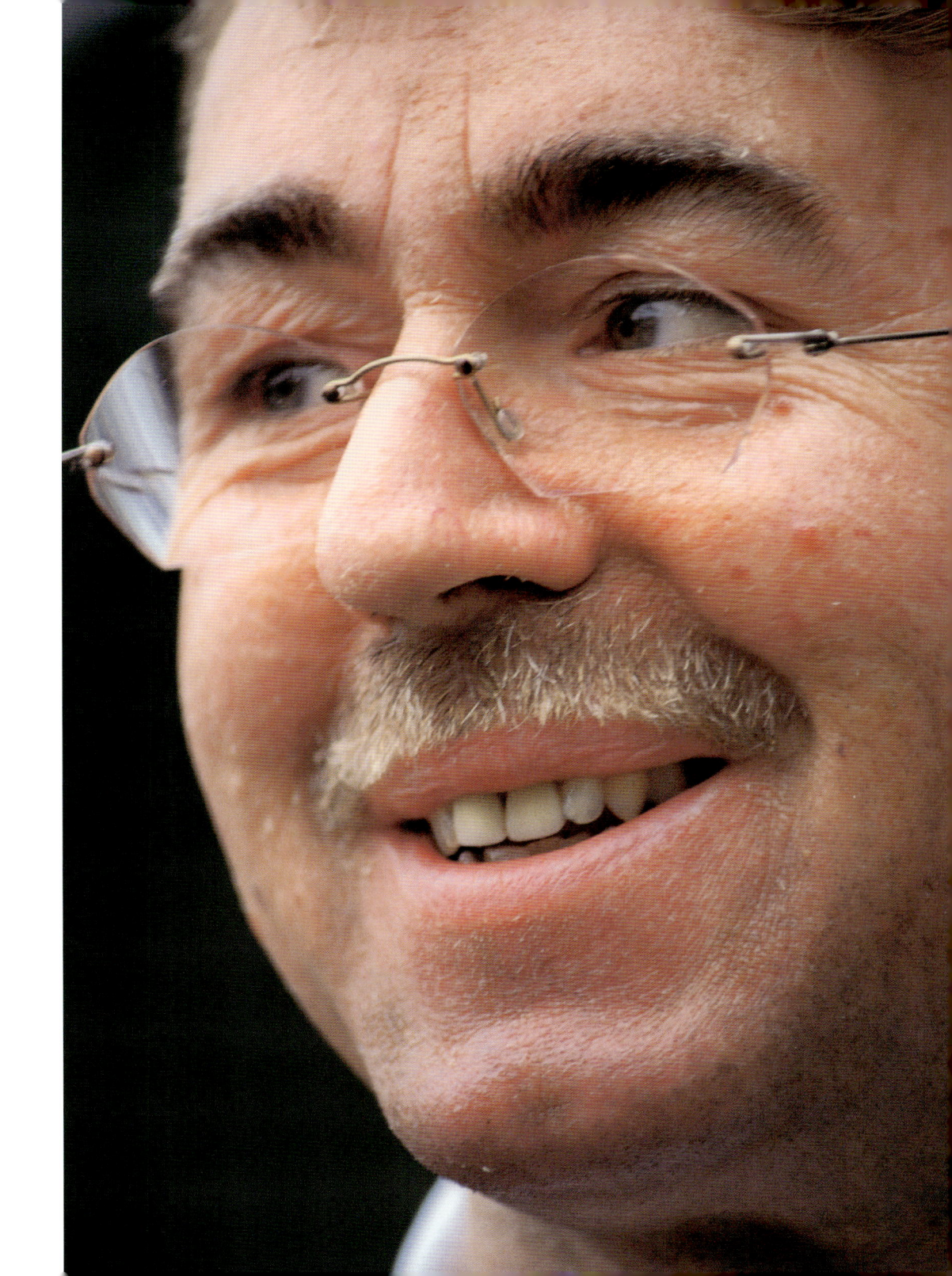

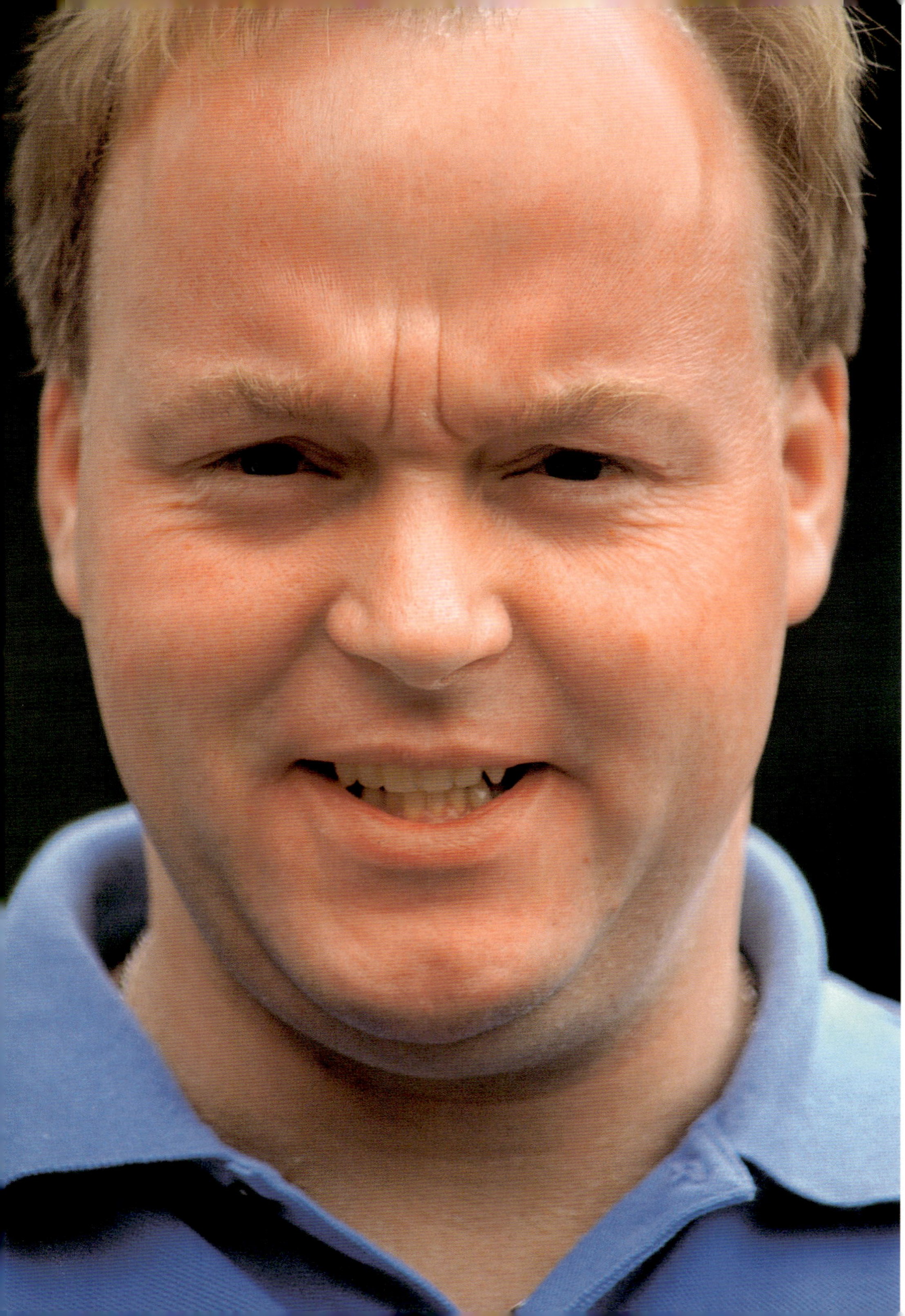

Trotz des immer etwas „anderen" Aussehens hatten wir beide selten Probleme mit Spielkameraden oder Mitschülern. Um extreme Konfrontationen zu vermeiden, wurde ich in der Schule vom Schwimmunterricht befreit und bin auch nicht mit meinen Freunden im Sommer ins Schwimmbad gefahren.

Meinen erlernten Beruf als Koch kann ich ebenfalls ohne Schwierigkeiten ausüben. Gegen die Überhitzung während des Kochens trinke ich mindestens drei Liter Wasser.

Durch die Möglichkeit, in einer Kur viele Cremes und Salben auszuprobieren, konnte ich endlich Körperpflegeprodukte für mich finden, die angenehm aufzutragen sind und meine Kleidung nicht total verfetten.

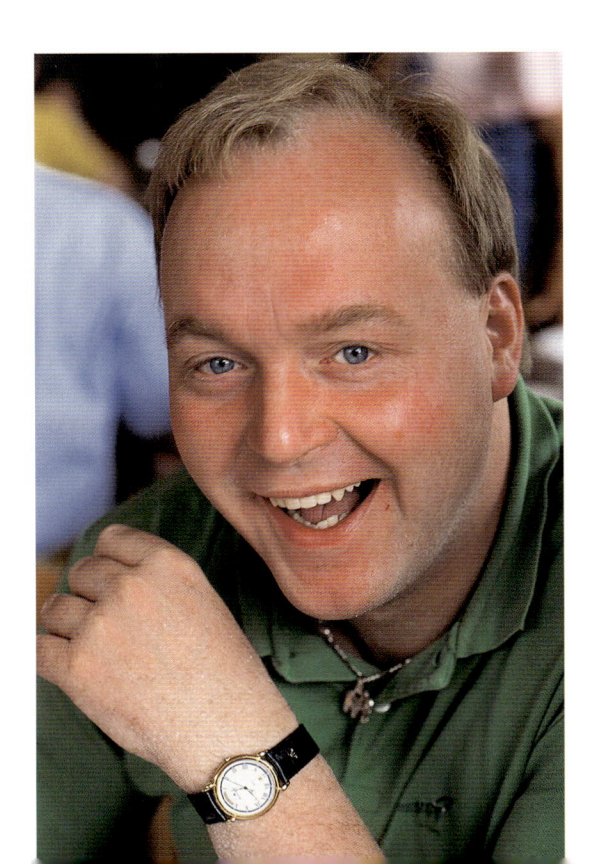

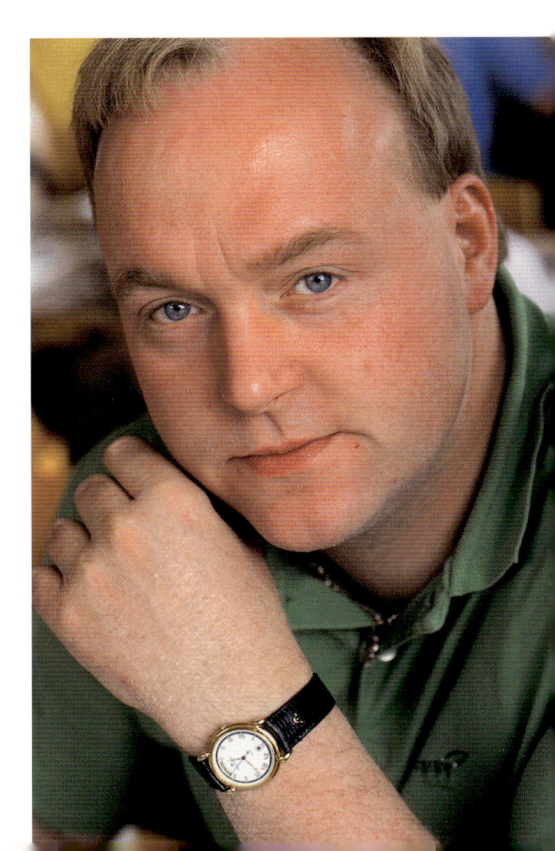

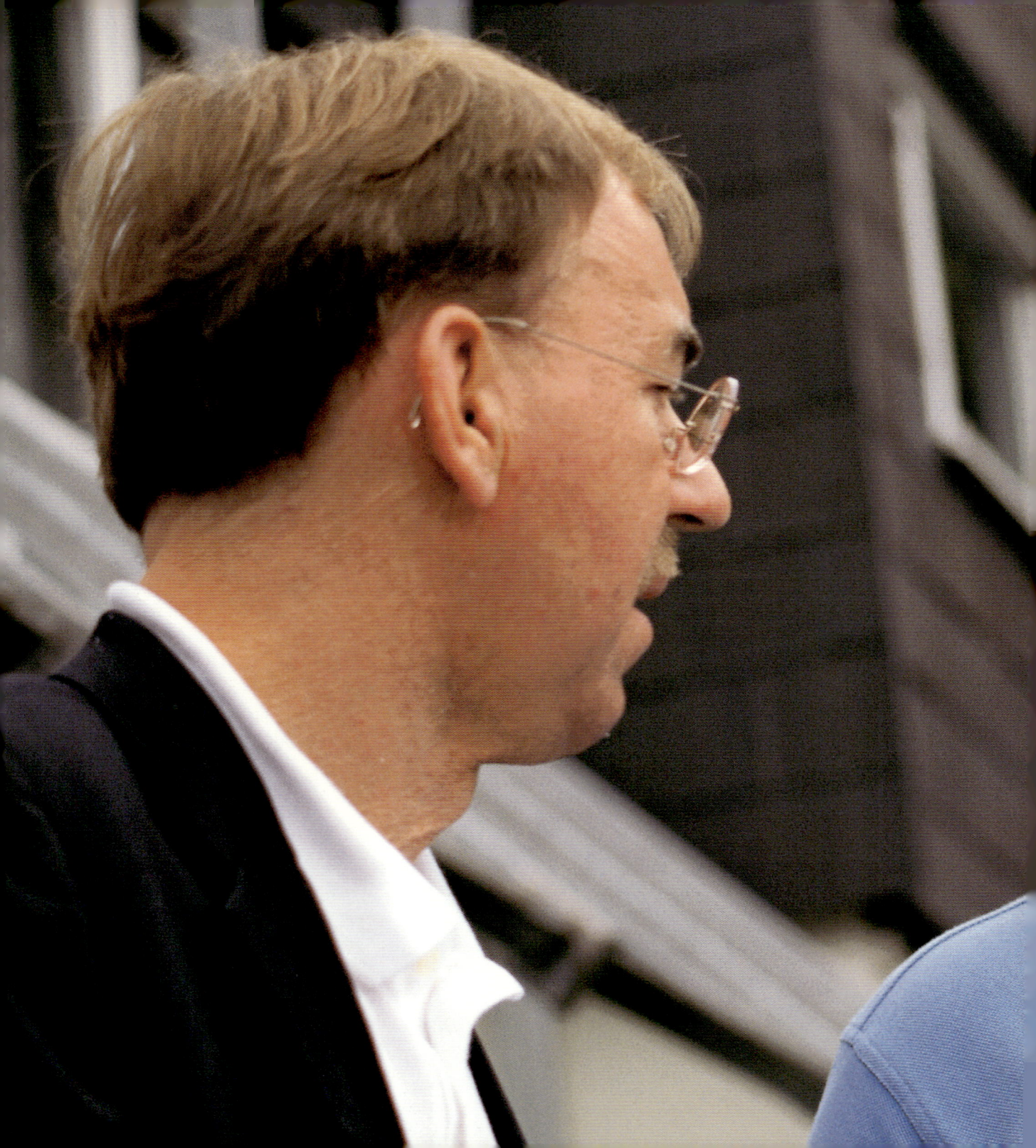

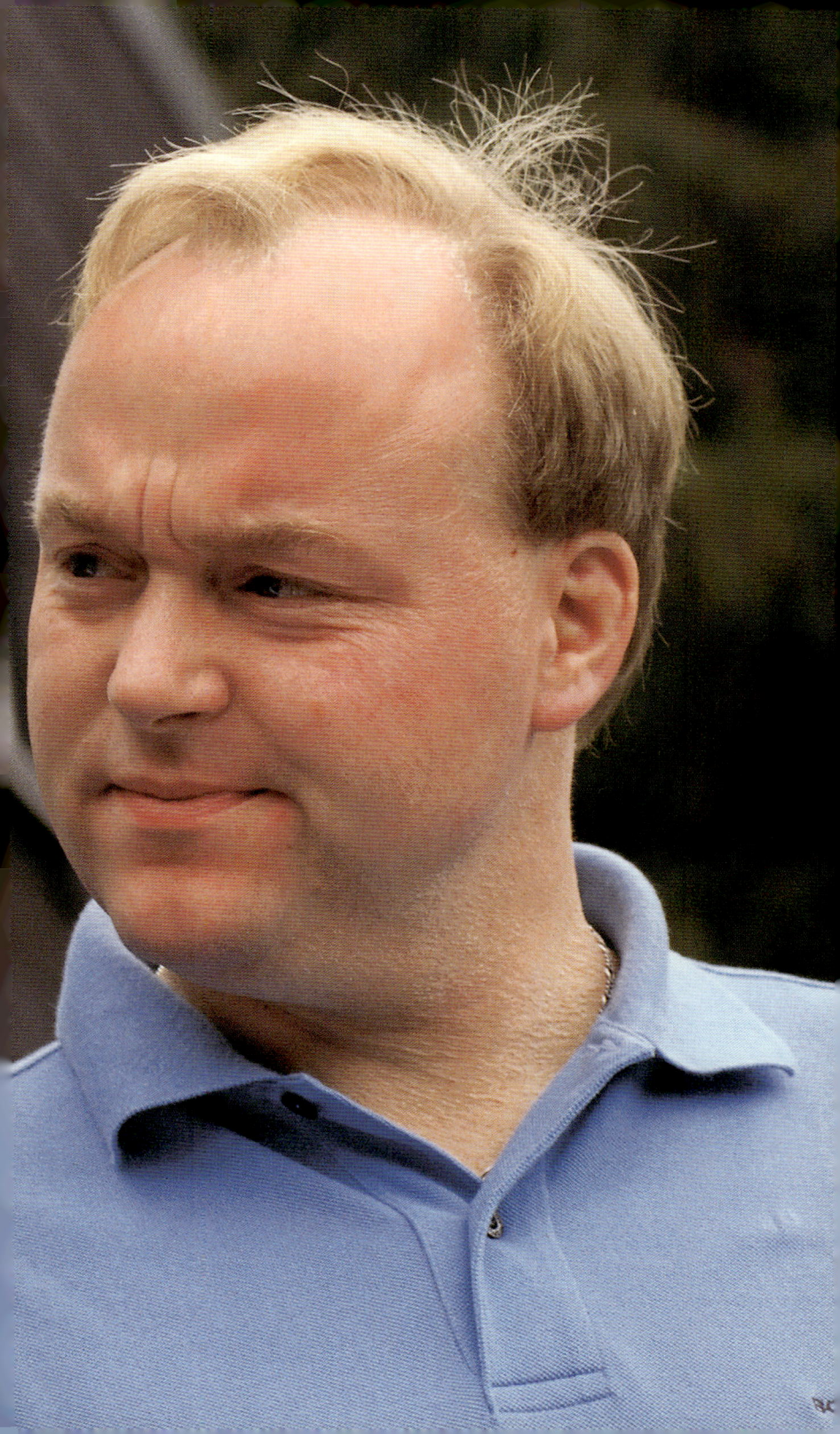

Katharina und Larissa

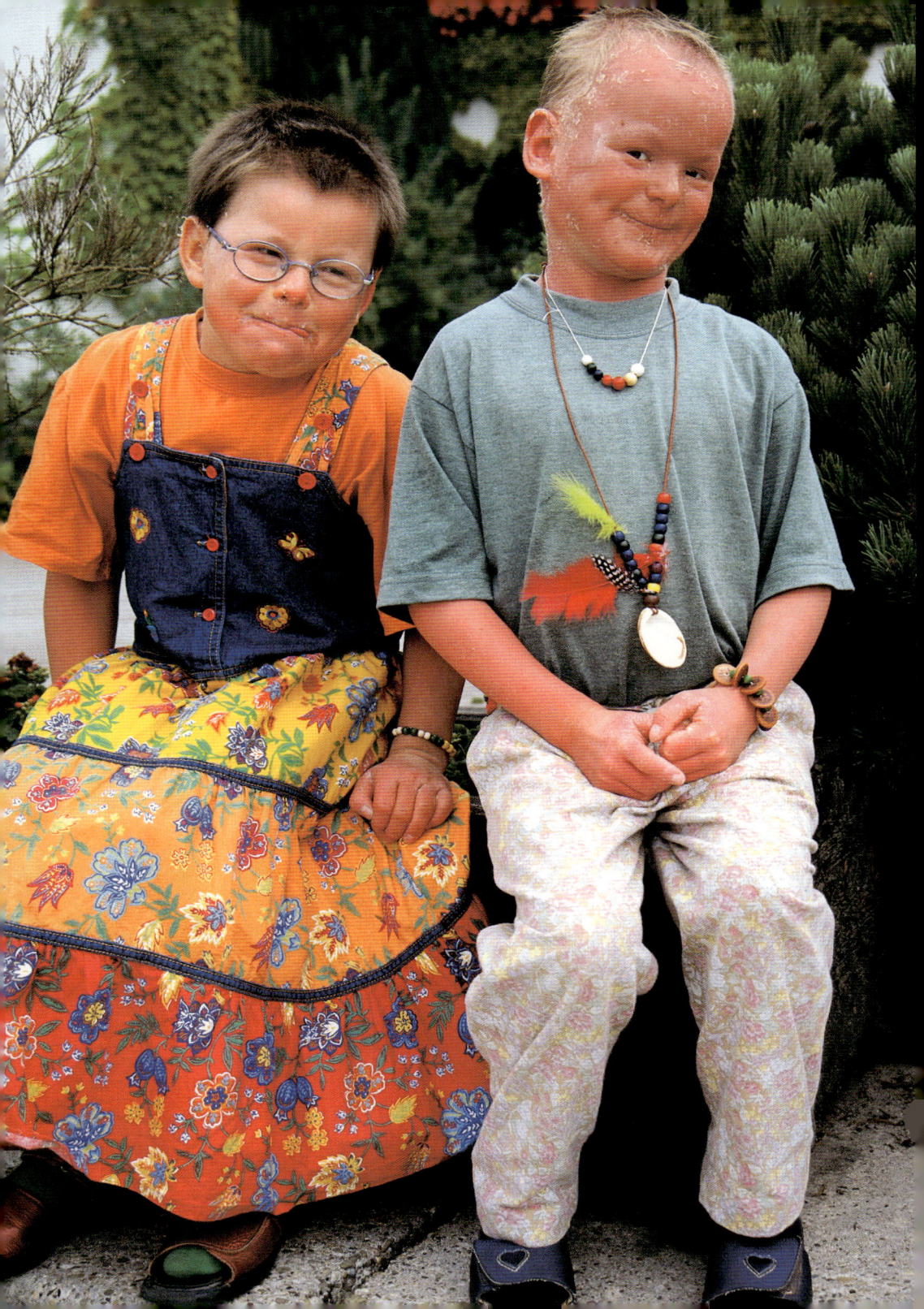

Katharinas Geburt war die erste, und es war sehr anstrengend. Auffällig war gleich nach der Geburt eine Hautrötung und -schuppung. Aufgrund ihrer angestrengten Atmung kam sie gleich auf die Kinderintensivstation. So blieben Ralph und ich alleine im Kreißsaal zurück. Das hatte ich mir schon anders vorgestellt. Zum Glück blieb sie im gleichen Haus.

Katharinas Haut war für alle ein Rätsel.

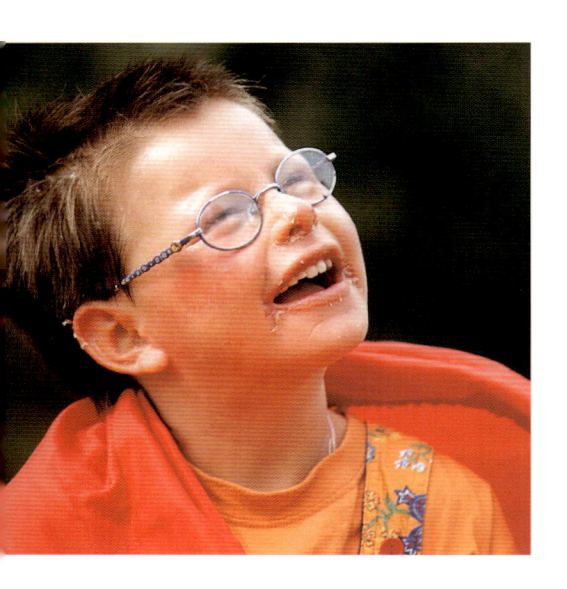

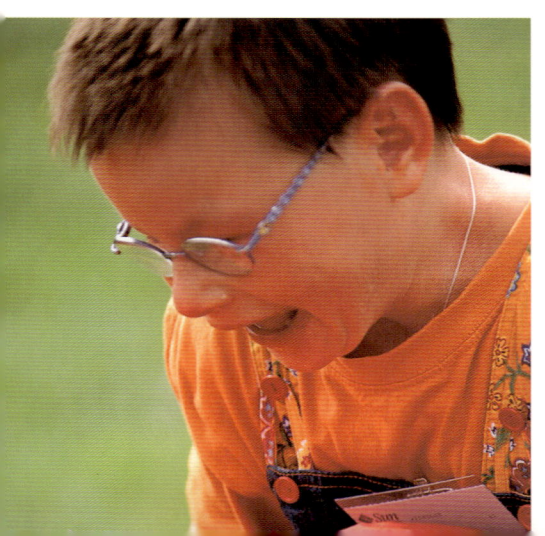

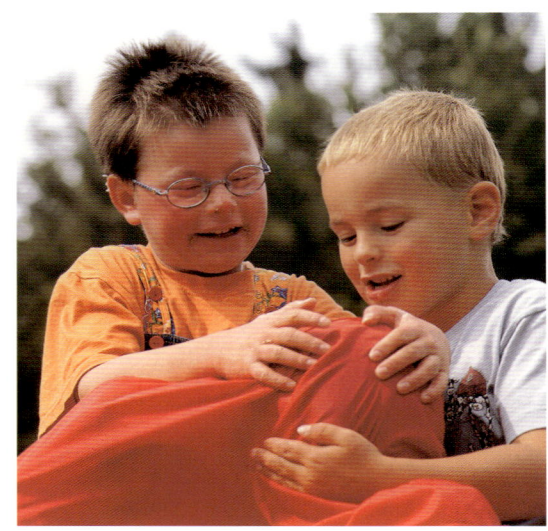

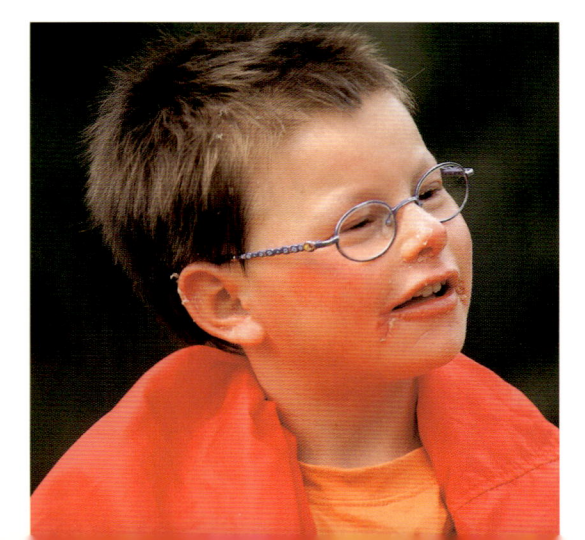

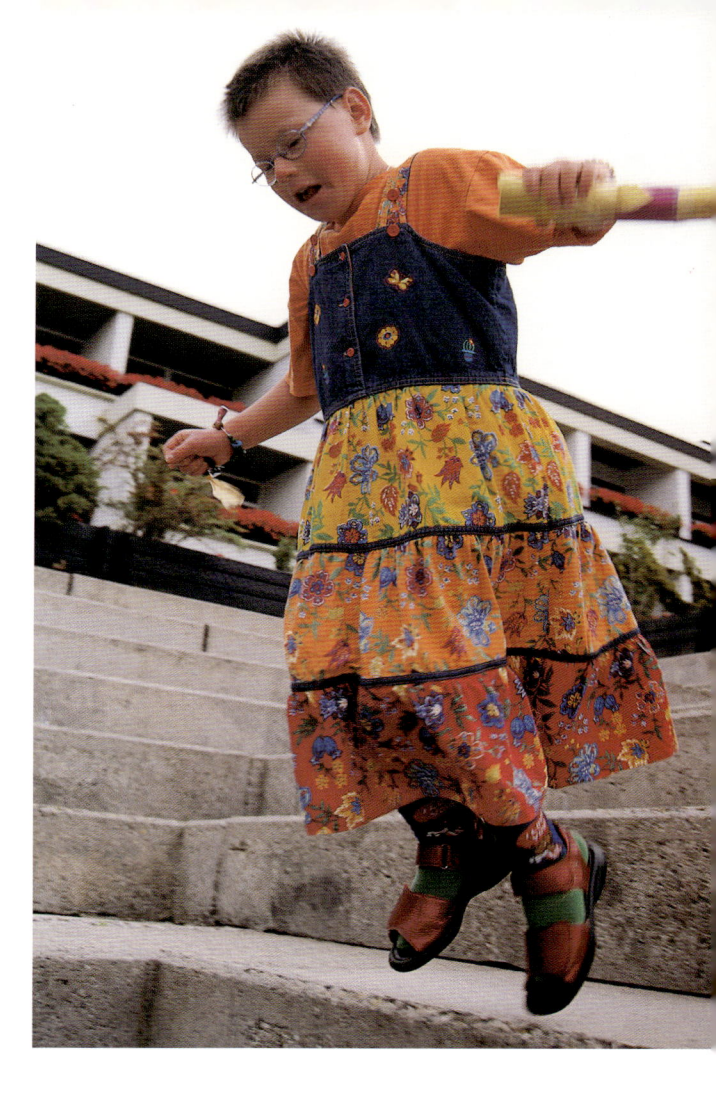

Viele Fragen bewegten uns in dieser Zeit: Was kommt da auf uns zu? Wer kann uns nur sagen, wie die Hauterkrankung heißt, und was gibt es an Therapiemöglichkeiten? Wann wird ihre Haut besser? Warum trinkt sie so schlecht und gedeiht so langsam?

Erst die Untersuchung der Haarbiopsie bestätigte: Netherton-Syndrom. Nun hatte die Krankheit einen Namen – aber was bedeutete das für die tägliche Pflege?

Wie wird Katharina sich weiterentwickeln?

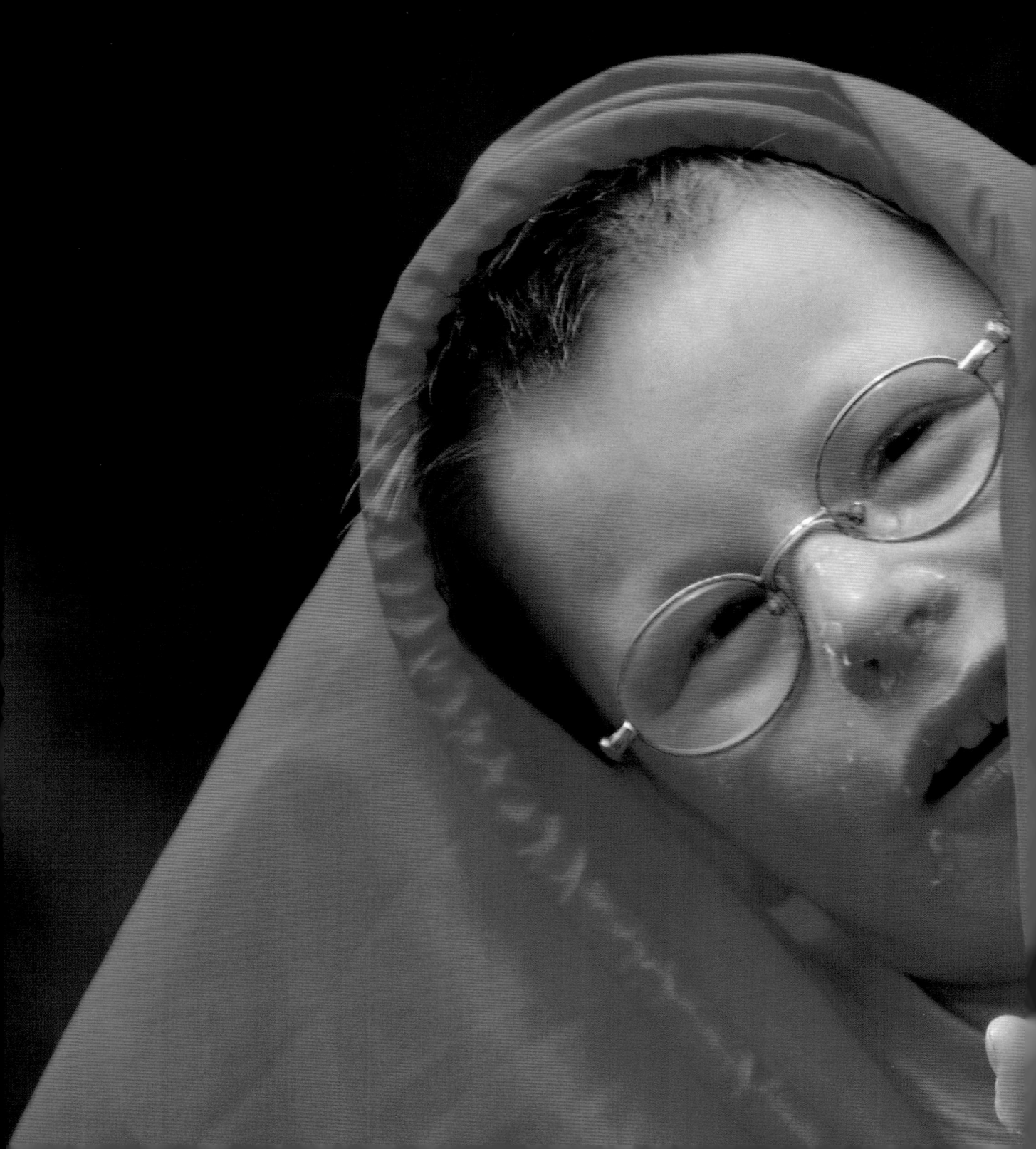

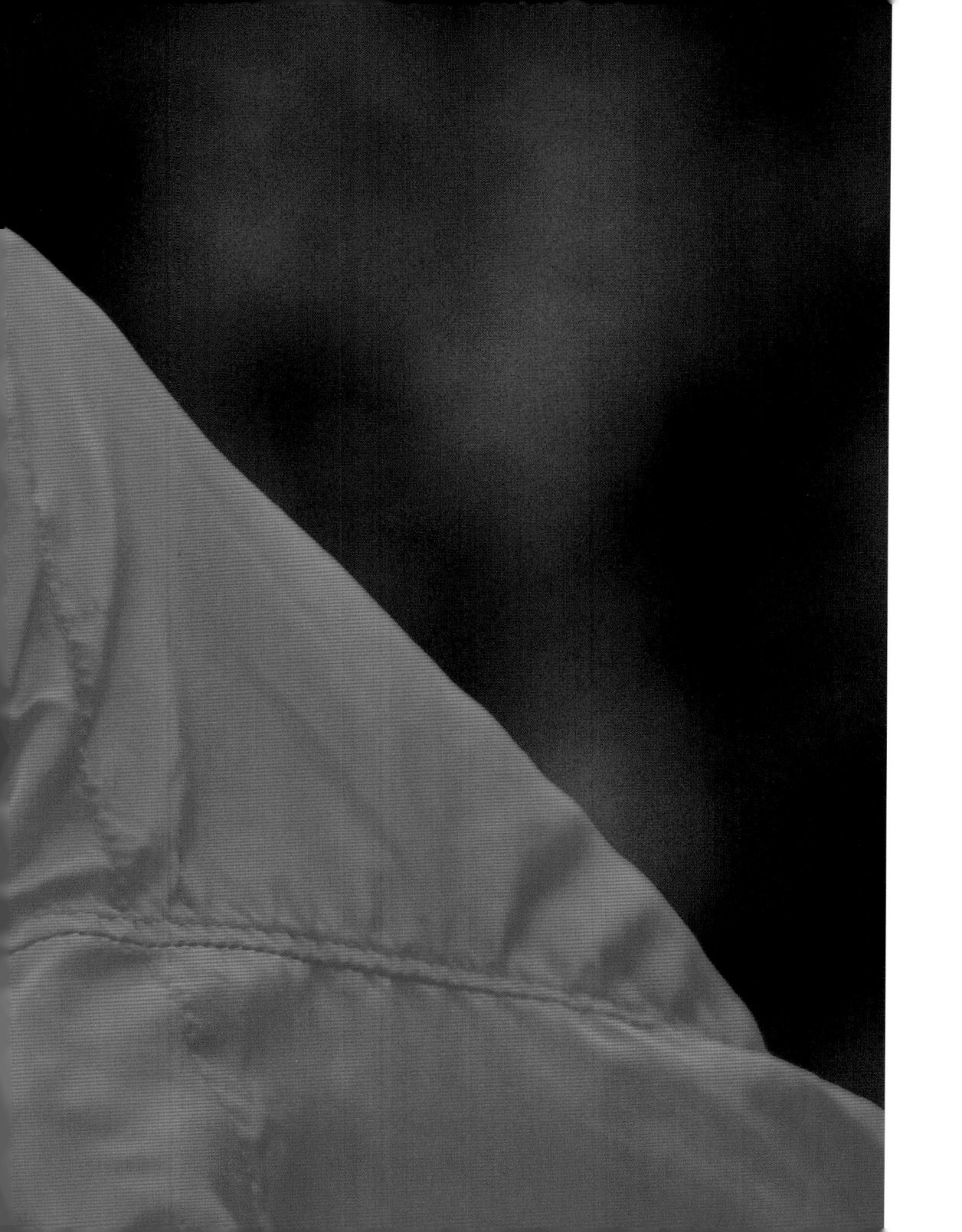

Aber bei Larissa kam alles noch viel schlimmer. Sie bekam mit knapp vier Monaten eine Lungenentzündung, von der sie sich nur sehr langsam erholte.

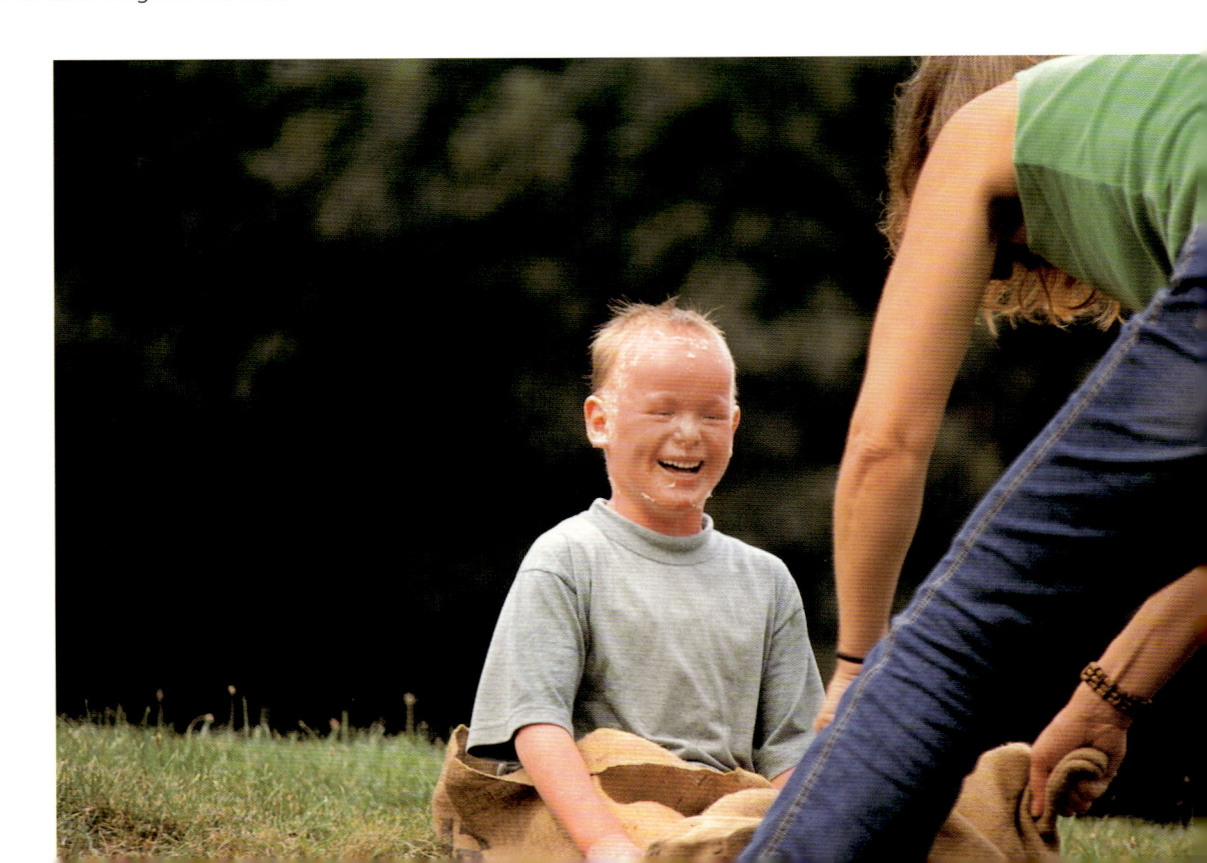

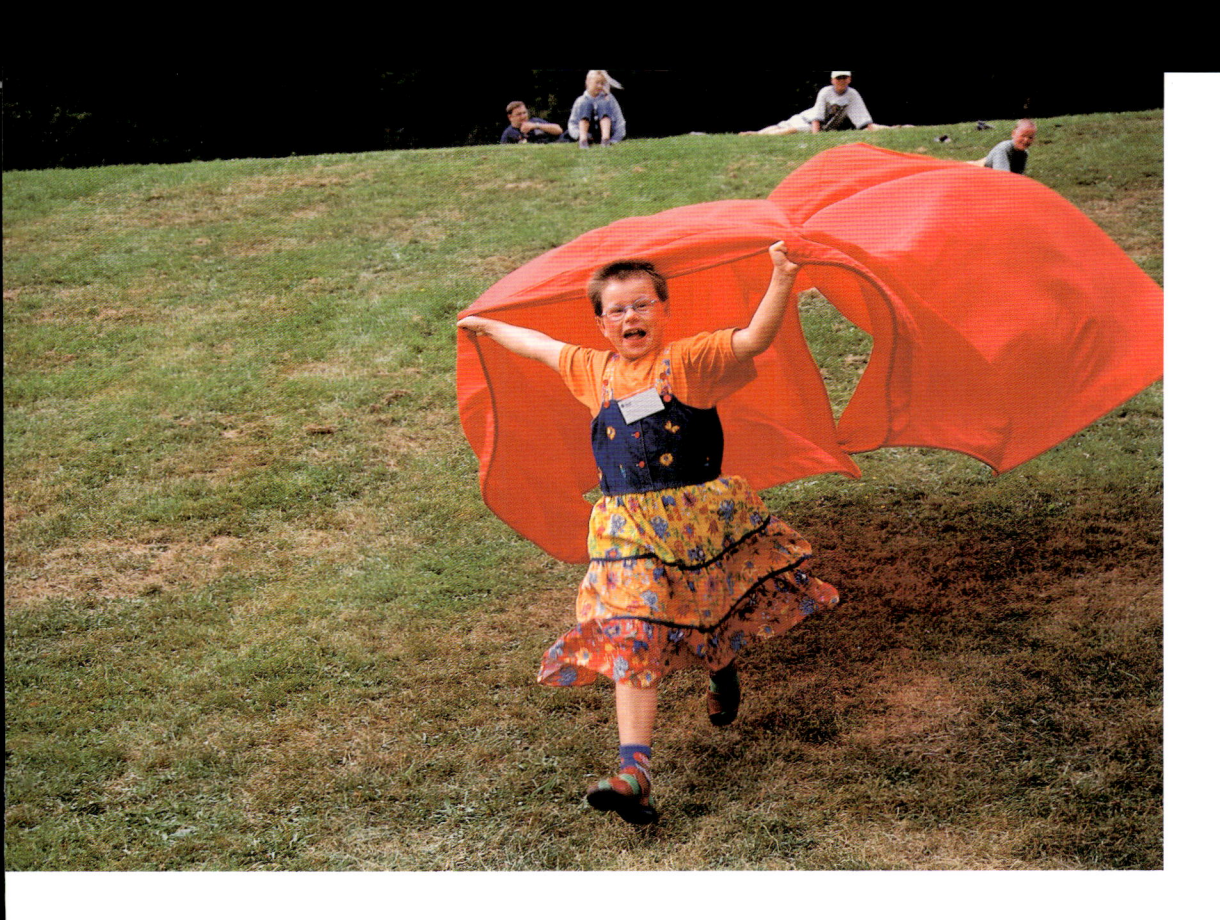

Ein Schwerpunkt in unserem Tagesablauf war und ist natürlich immer noch die Hautpflege der Mädchen (baden und eincremen). Ein weiterer Schwerpunkt waren die Therapien (Krankengymnastik, Frühförderung, Logopädie), damit sie sich möglichst gut entwickeln konnten.

Die Reaktionen des Umfeldes waren sehr verschieden. „Oh, die Kleine hat sich ja verbrannt", oder „Sie haben nicht aufgepasst, Ihr Kind hat wohl Sonnenbrand", hören wir häufig. „Oh, so etwas habe ich noch nie gesehen!" „Ist das Neurodermitis?" „Was machen sie dagegen?" „Wird es besser?" Manche fragen interessiert nach und wollen Genaueres wissen. Andere wollen nur gute Ratschläge loswerden.

Manchmal hören wir auch den Vorwurf, ob wir denn genügend für die Haut der Kinder tun (genügend eincremen, neue Therapien erkunden …). Mit ausreichender Pflege müsste es doch besser werden. Das traf uns sehr, denn wir wünschen uns natürlich sehr für die Mädchen, dass es etwas gäbe, was die Haut heil werden lässt.

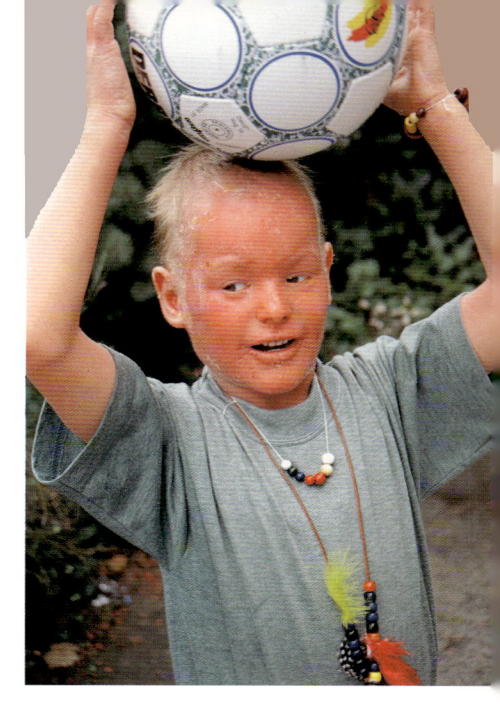

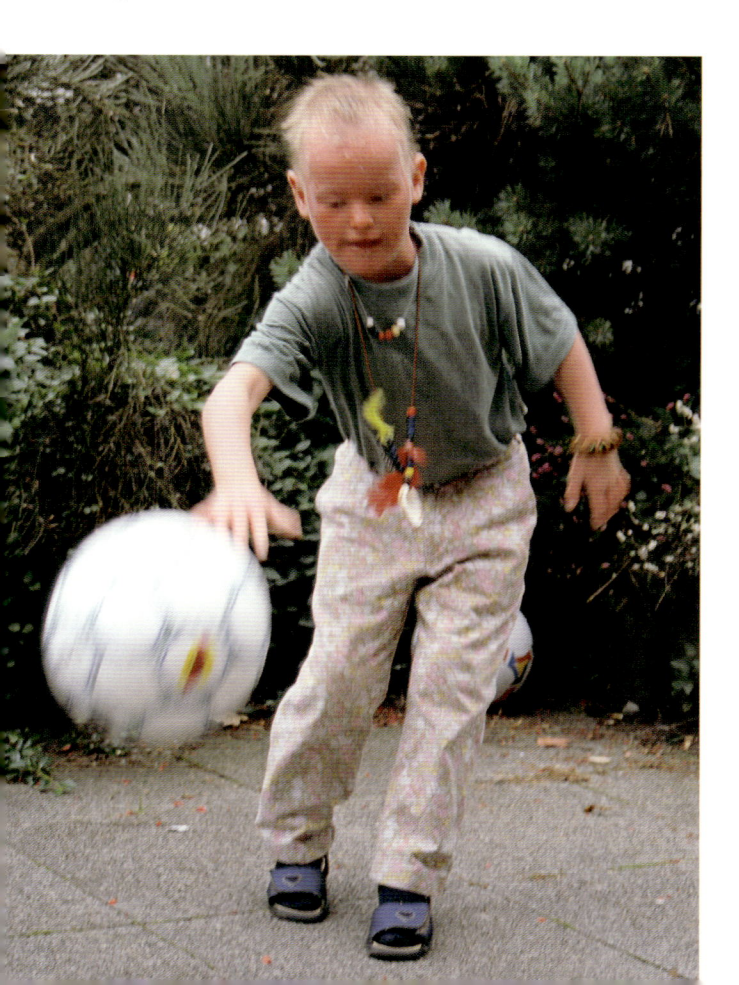

Eine große Hilfe war in der Zeit ein Kontakt über das Kindernetzwerk zu einer anderen betroffenen Familie in Süddeutschland. Die ersten Telefonkontakte waren sehr lang.

Endlich jemand, der einen versteht!

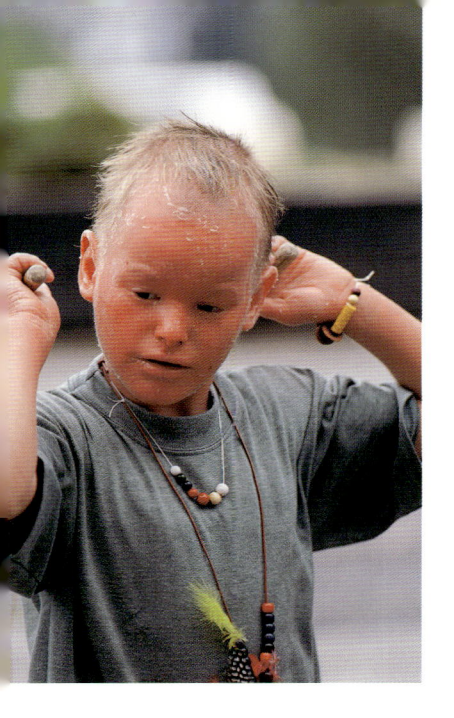

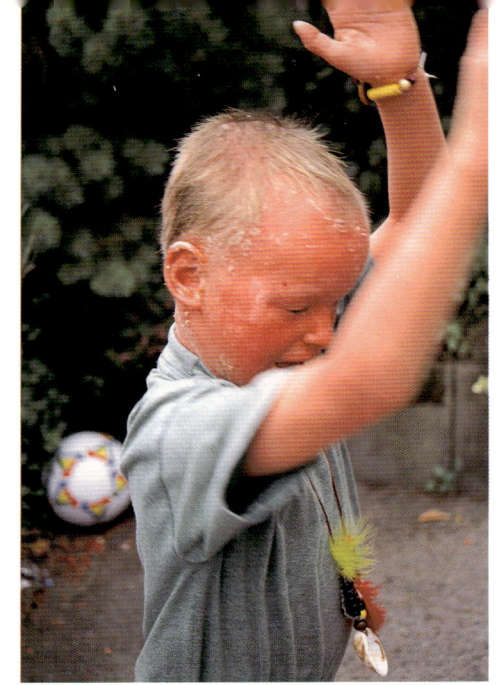

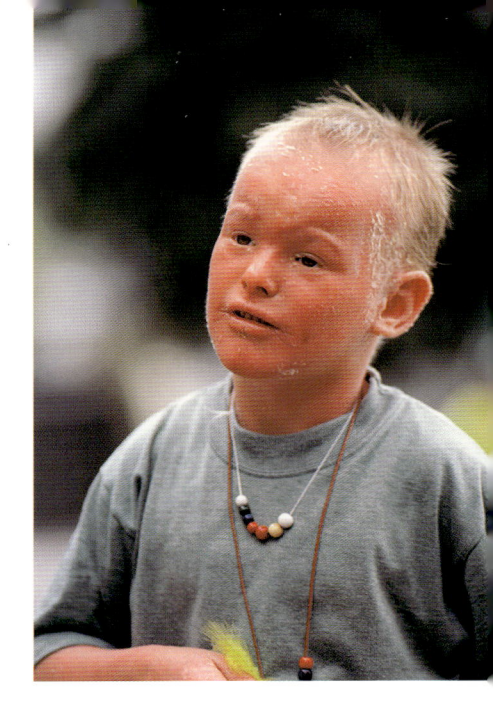

Katharina und Larissa sind in der ersten Klasse unserer Grundschule (in Parallelklassen). Sie fühlen sich in der Schule wohl und werden von den anderen Kindern akzeptiert. Viele Kinder kennen sie schon vom Kindergarten.

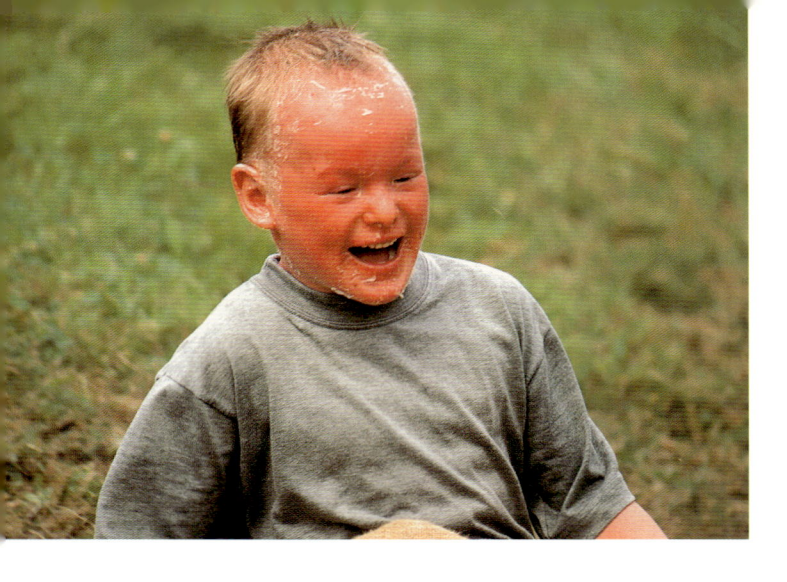

Die Mädchen spüren, dass ihre Haut nicht okay ist. Manchmal wünschen sie sich eine gesunde Haut wie ihr Bruder Johannes.

Die tägliche Hautpflege mit Baden, Eincremen und besonderer Pflege für die Ohren und die Kopfhaut ist für die Mädchen anstrengend, aber sie lernen mehr und mehr, aktiv mit ihrer Haut umzugehen.

Wir sind sehr gespannt auf die Erforschung des Netherton-Syndroms in den nächsten Jahren, vor allem natürlich, was die Hauttherapie betrifft.

Wie gehe ich mit dieser Herausforderung um? Ein Schwerpunkt ist es, die Kinder gut in ihre Umgebung zu integrieren, so dass sie selbst und ihre Mitschüler (natürlich auch die Erwachsenen) es lernen, mit der Hauterkrankung umzugehen und sie zu akzeptieren.

Wir suchen den Kontakt und Austausch mit anderen betroffenen Familien.

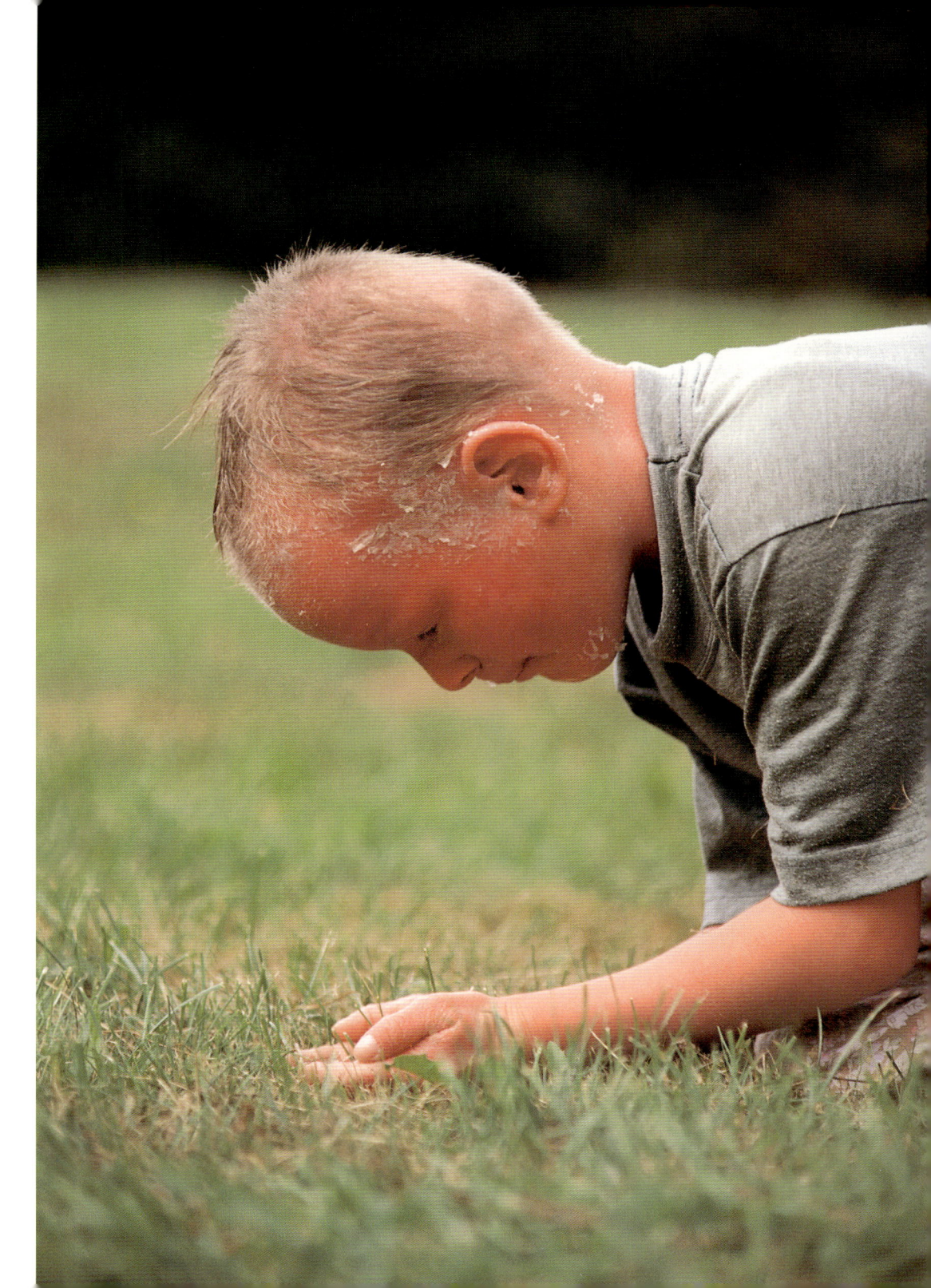

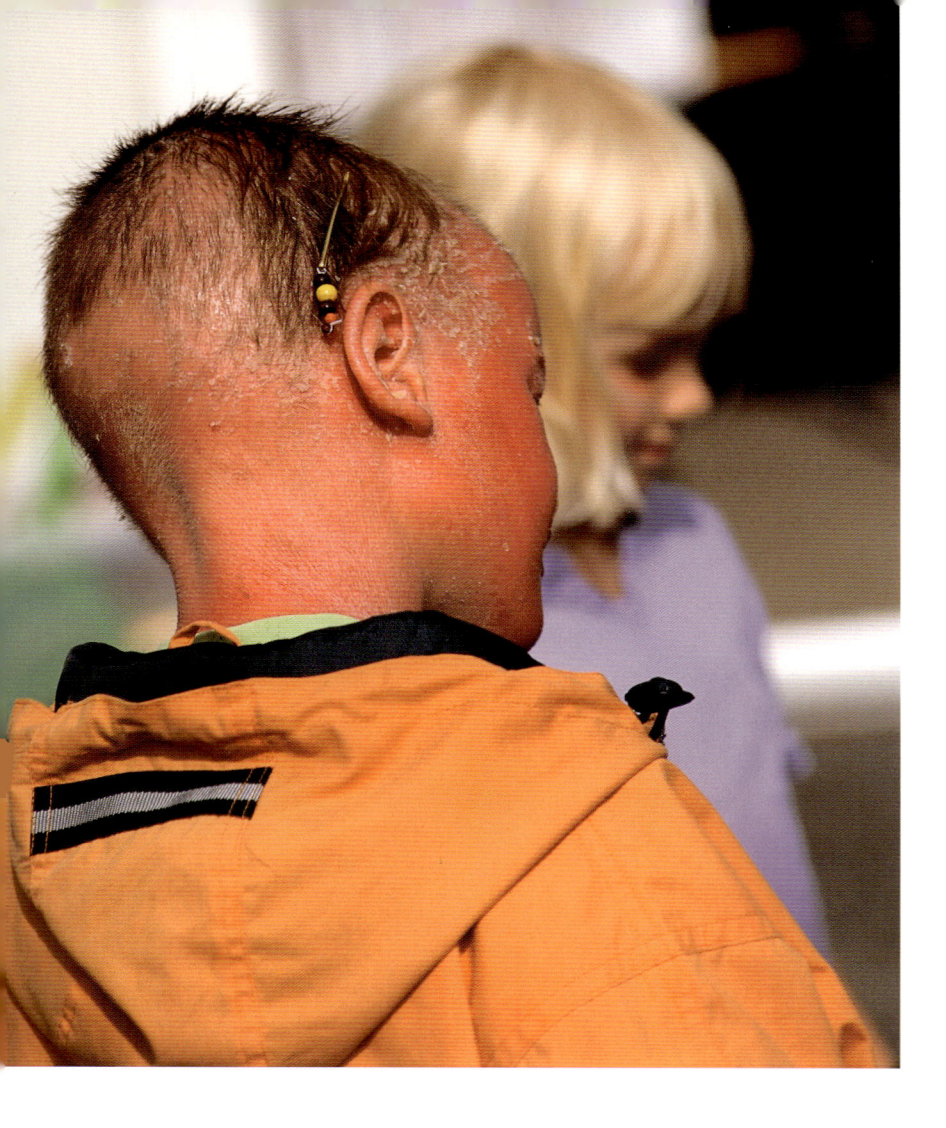

Immer wieder müssen wir neu akzeptieren, dass die Hautpflege der Mädchen ein großer Schwerpunkt in unserem Familienleben ist.

Was bedeutet das? Jeden Tag mit neuem Schwung zusammen mit den Mädchen dranbleiben, auch wenn die Haut trotz der intensiven Pflege immer wieder schuppt. Sich zusammen über Besserung freuen und traurig sein, wenn die Haut mal so richtig rot und schuppig ist. Fragen der Kinder aufnehmen (über ihre Haut, die Reaktionen ihrer Mitschüler …) und mit den Kindern darüber reden. Die Kinder gut in der Schule integrieren, sodass sie selbst und ihre Mitschüler es lernen, mit der Hauterkrankung umzugehen und sie zu akzeptieren.

Den Kontakt zu betroffenen Familien suchen.

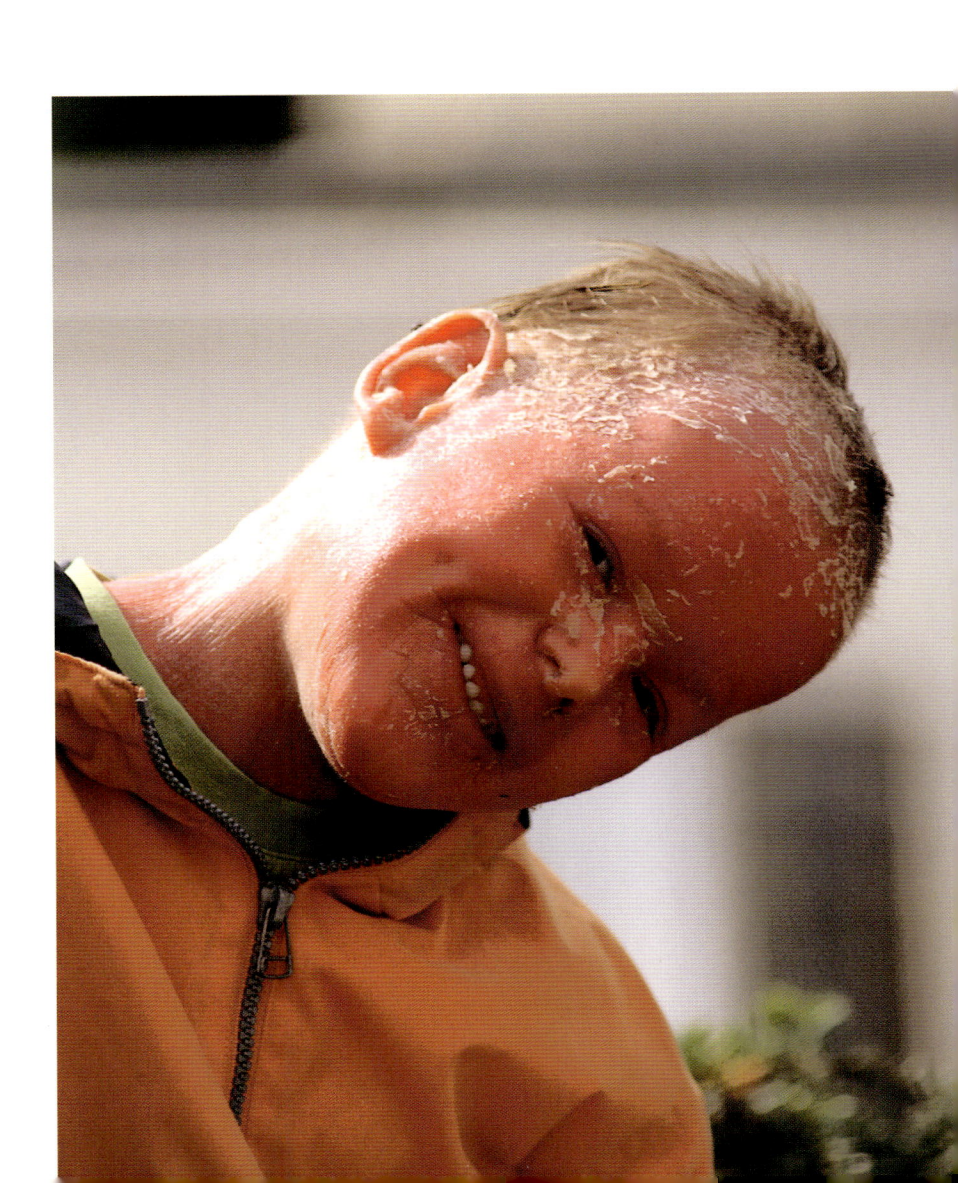

Die Krankheit ist eine Herausforderung für uns als Familie, der wir uns immer wieder neu bewusst stellen.

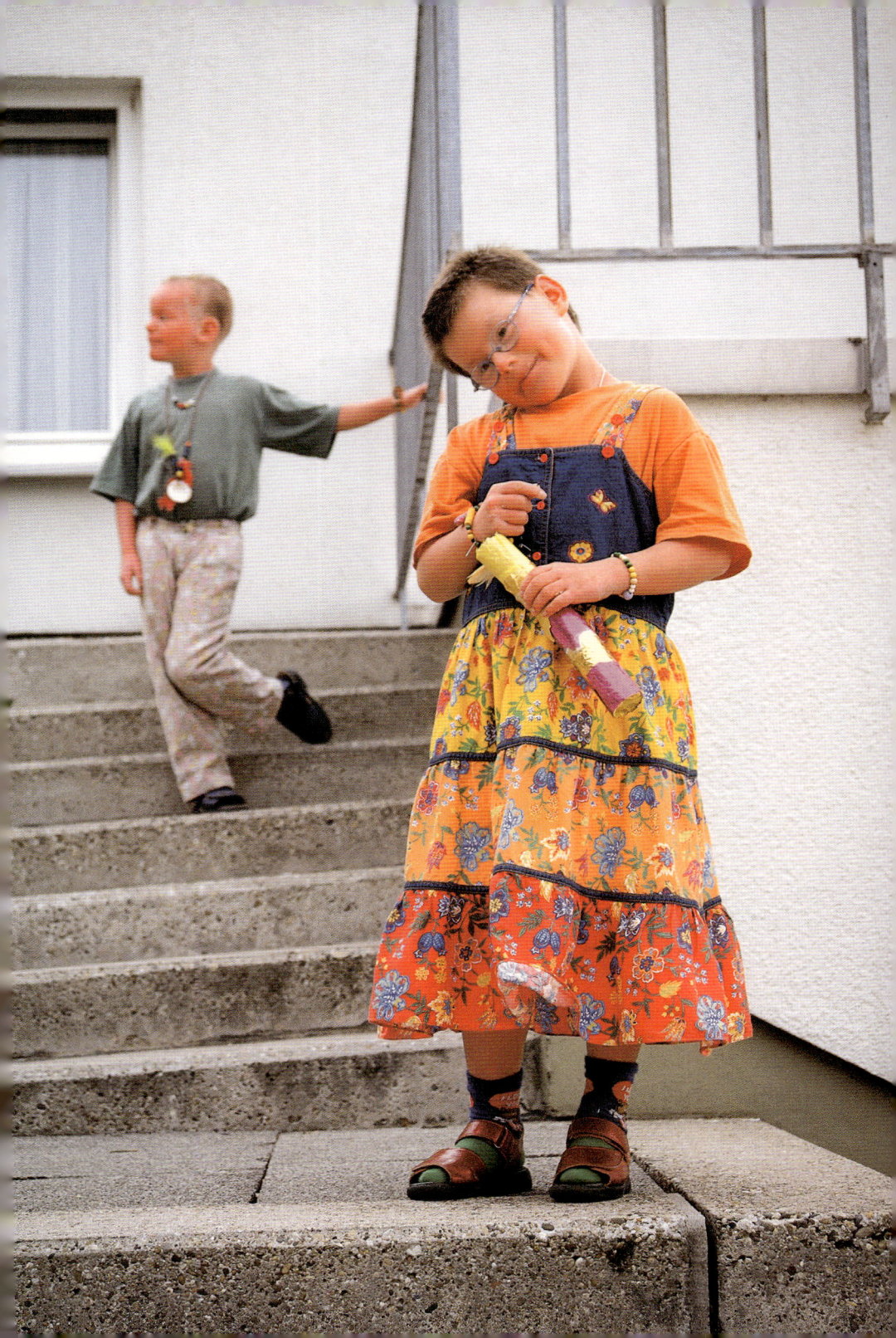

Doris

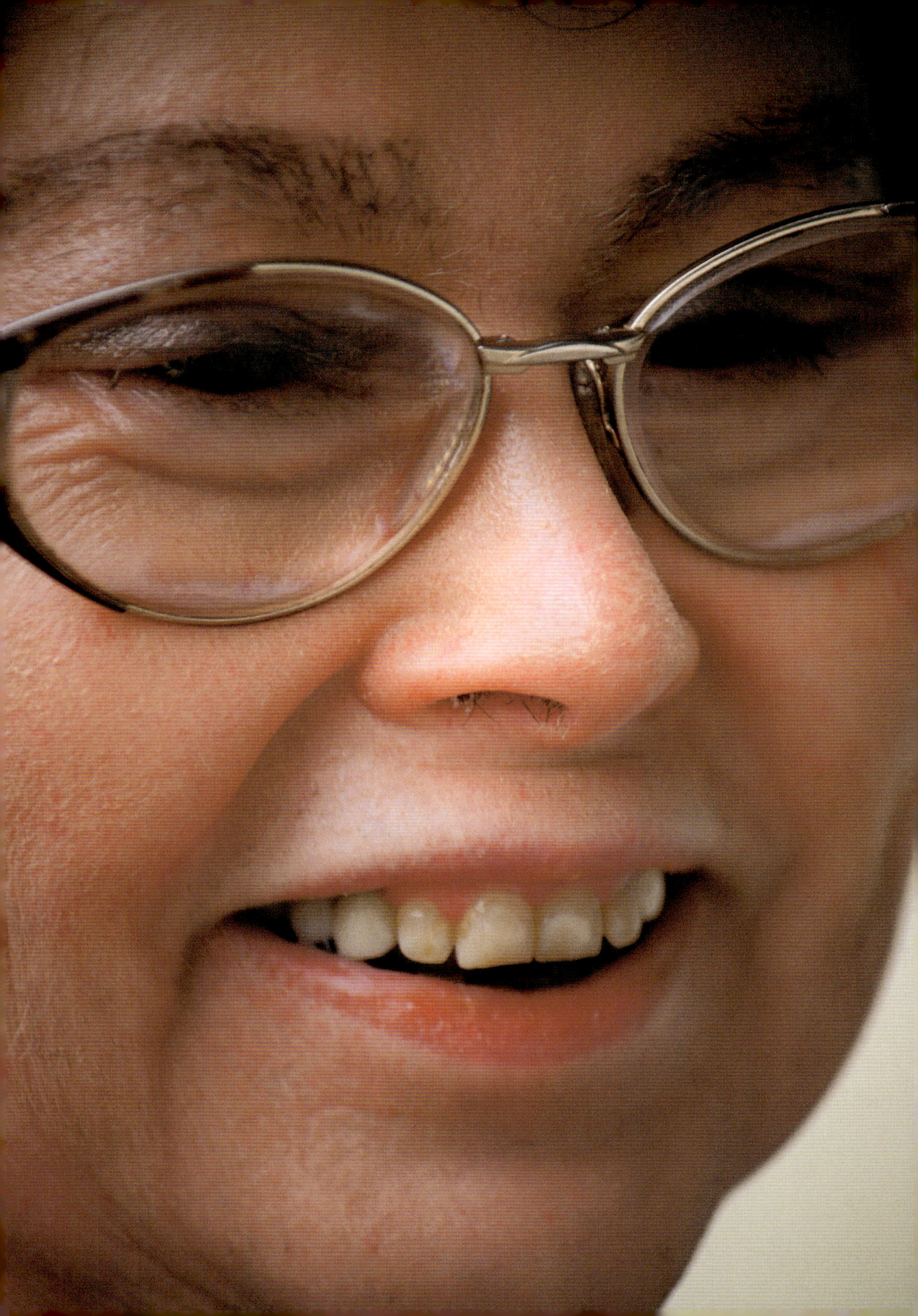

Ich wurde 1939 geboren. In dieser Zeit wusste man sehr wenig über die Krankheit. Es gab die Vermutung, dass die Mutter während der Schwangerschaft Diabetes gehabt haben könnte … Die Behandlung bestand nur in Salicyl-Vaseline und Bädern mit Schmierseife.

Eine schlimme Erinnerung ist ein Krankenhausaufenthalt während des Krieges: Ich war eingepackt in Tüchern mit Salbe und hatte starre Manschetten an den Armen, damit ich mich nicht kratzen konnte. Auch der Geruch von Lebertran lag immer in der Luft – sodass ich noch heute keinen Fisch riechen kann.

In meiner Kindheit erlebte ich oft, dass mein anderes Aussehen mit Dummheit gleichgesetzt wurde.

Wenn ich mit meinem Vater oder meiner Großmutter in die Kirche musste, haben sich die Leute rechts und links auf Abstand gesetzt. Alle glaubten, die Krankheit wäre ansteckend. Auf Wunsch meines Vaters sollte ich ins Kloster eintreten, weil dann „alles verhüllt" würde – aber dieses Ansinnen lehnte ich strikt ab.

Meine Geschwister hatten unter meiner Krankheit auch zu leiden, da meine Mutter wegen der intensiven Pflege keine Zeit für sie hatte. Besonders meine Schwester litt sehr darunter und empfindet es heute noch schrecklich, wenn sie etwas Weißes, Schuppenähnliches auf dem Boden sieht. Meine Schwester hat einen großen Anteil daran, dass ich ein selbständiger Mensch wurde, da meine Mutter mich ziemlich verwöhnte. Sie sagte oft zu meiner Mutter, wenn die meinte, ich könnte eine Sache nicht tun: „Die kann schon – du musst sie nur lassen …"

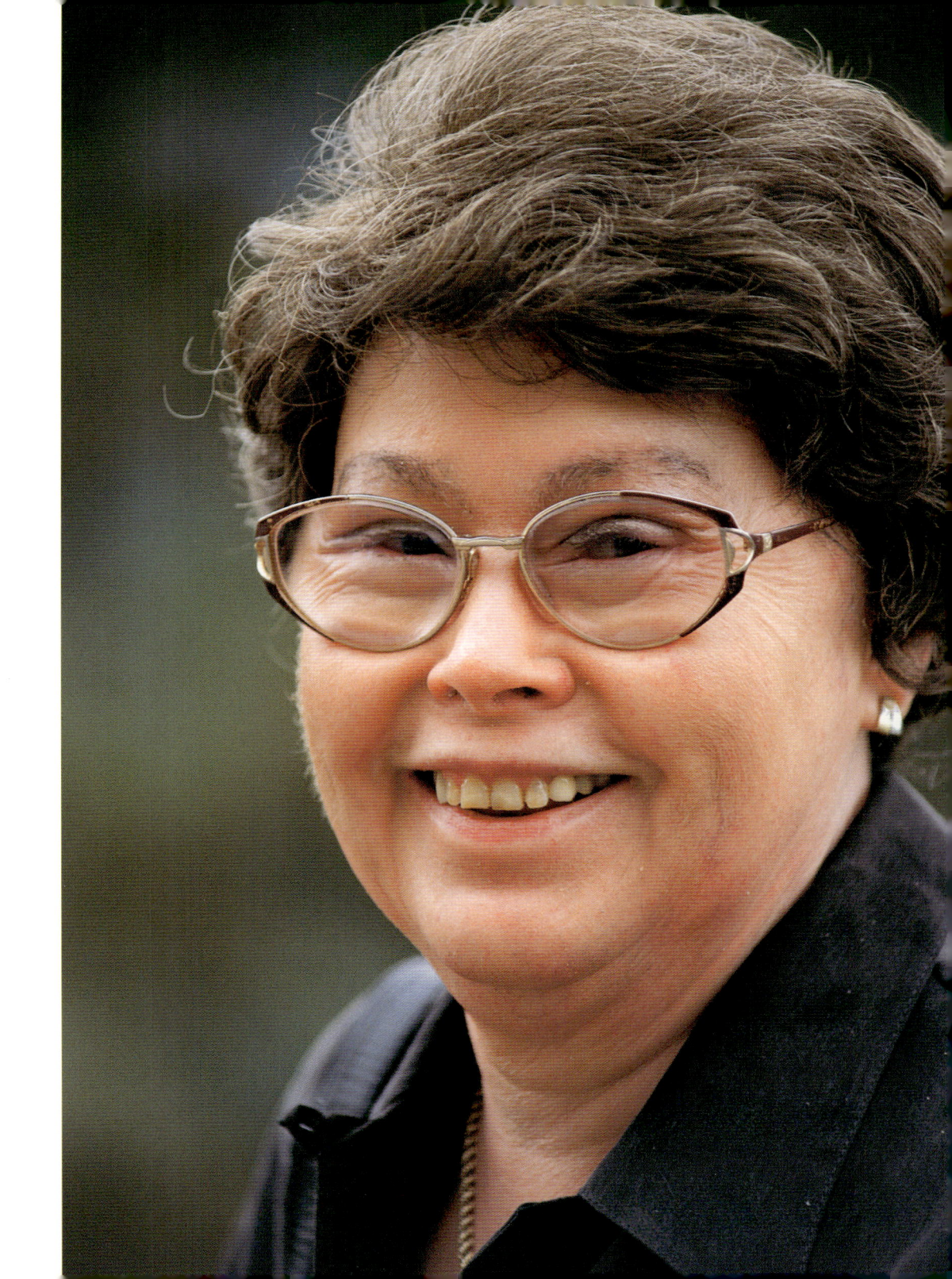

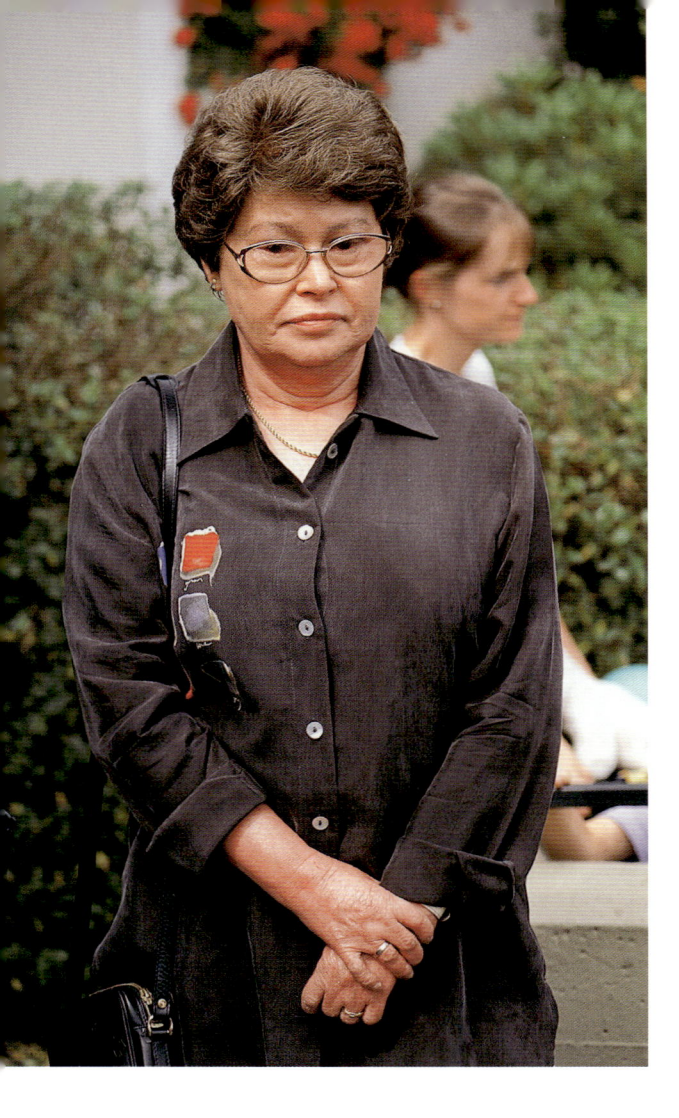

Es gab auch sehr schöne Erinnerungen. Zum Beispiel die Liebe meiner Brüder mir gegenüber. Sie beschützten mich und das tat mir gut.

Heute verstehe ich mich mit allen meinen Geschwistern gut.

In der Pubertät wurde mir mein „Anderssein" besonders schwer, da ich merkte, dass ich viele Dinge nicht tun konnte, die meine Kameradinnen und Kameraden taten, zum Beispiel einen Freund haben, in die Tanzschule gehen etc.

Mein größter Berufswunsch war Krankenschwester, aber das ging nicht. Durch Zufall kam ich dann doch noch zu einem medizinischen Beruf. Zunächst eine Lehre als Apothekenhelferin, später dann als PTA. Auch da hatte ich oftmals große Probleme mit der Anerkennung und musste mit Fleiß und Wissen immer wieder beweisen, dass ich so gut wie die anderen war.

Im Laufe der Jahre konsultierte ich viele Hautärzte. Alle stellten immer wieder neue Diagnosen. Von Ichthyose sprachen die wenigsten. Die schlimmste Diagnose, die ein Arzt stellte, war Hauttuberkulose, und ich musste sofort die Schule verlassen wegen der Ansteckungsgefahr. Eine richtige Aufklärung über meine Hauterkrankung bekam ich erst sehr spät. Daraufhin habe ich mir vom Gesundheitsamt amtlich bescheinigen lassen, dass die Krankheit nicht ansteckend ist, und trage dieses Dokument noch heute bei mir.

Seit 24 Jahren schon nehme ich Neo Tiguson, ein sehr starkes Medikament, und meine Haut normalisierte sich darunter fast völlig. Das ewig mitleidige Anstarren der Leute hörte auf. Auf meinen Kinderwunsch musste ich unter dieser Therapie allerdings verzichten.

Heute bin ich mit meinem Leben sehr zufrieden und und wünsche mir, dass es so mit meiner Haut bleibt und keine Rückschläge kommen.

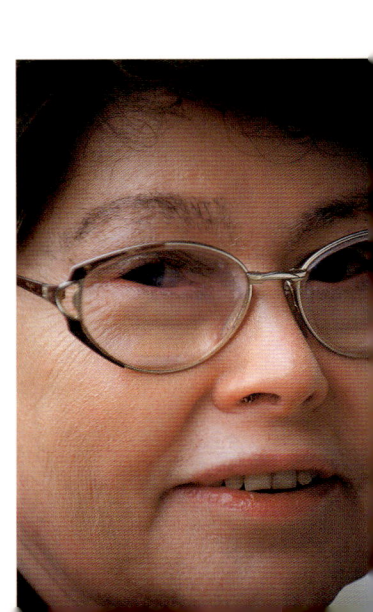

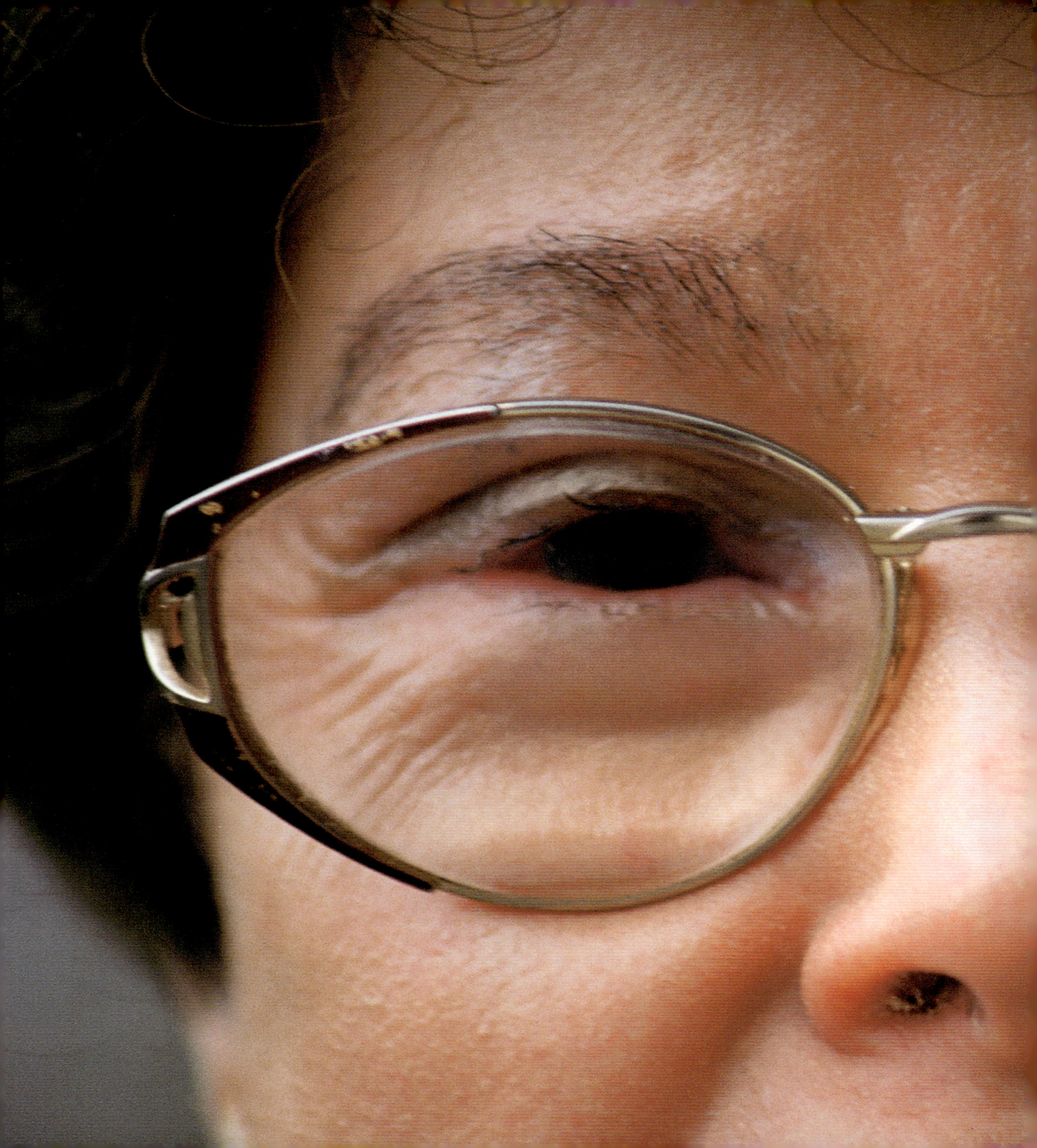

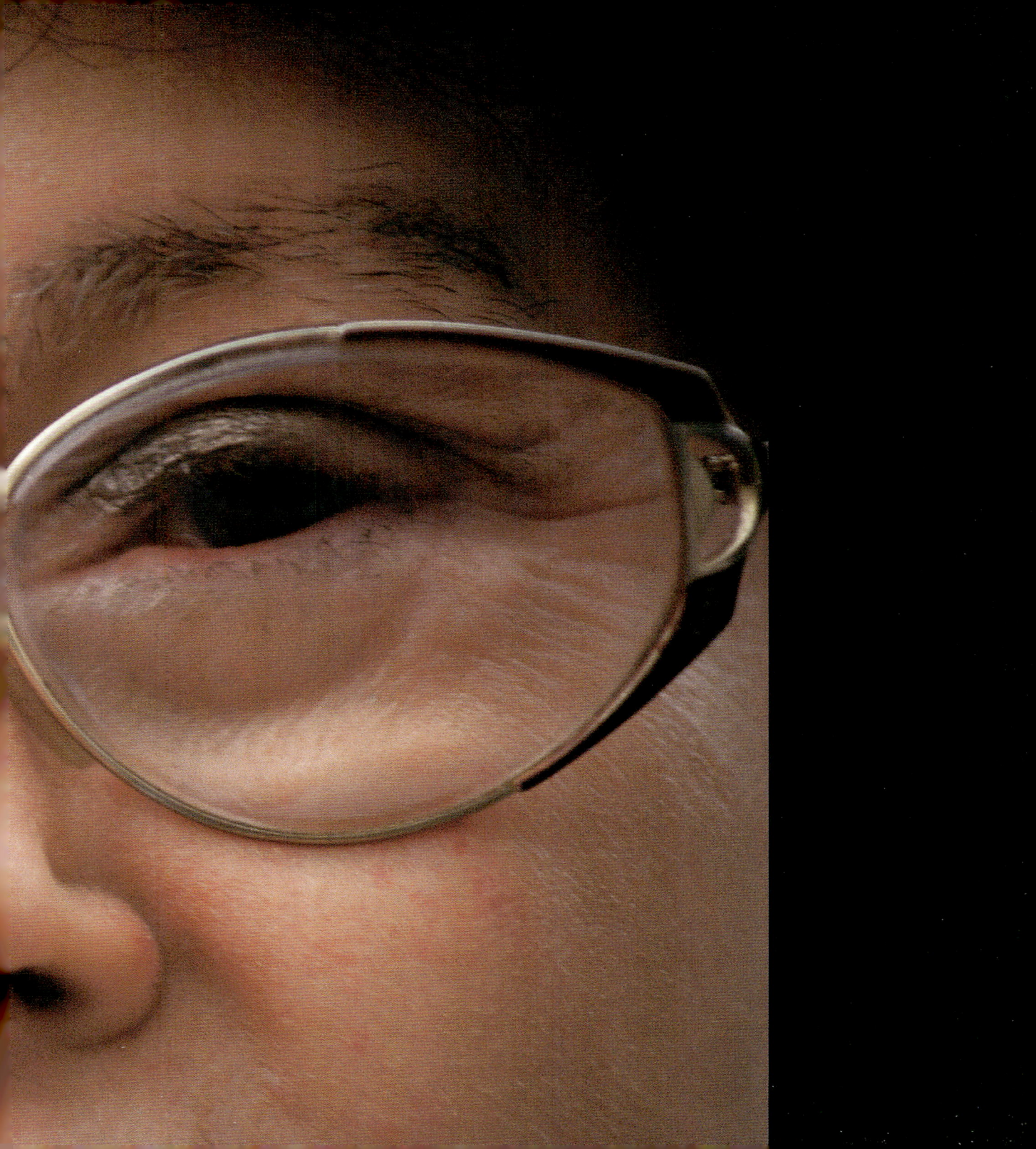

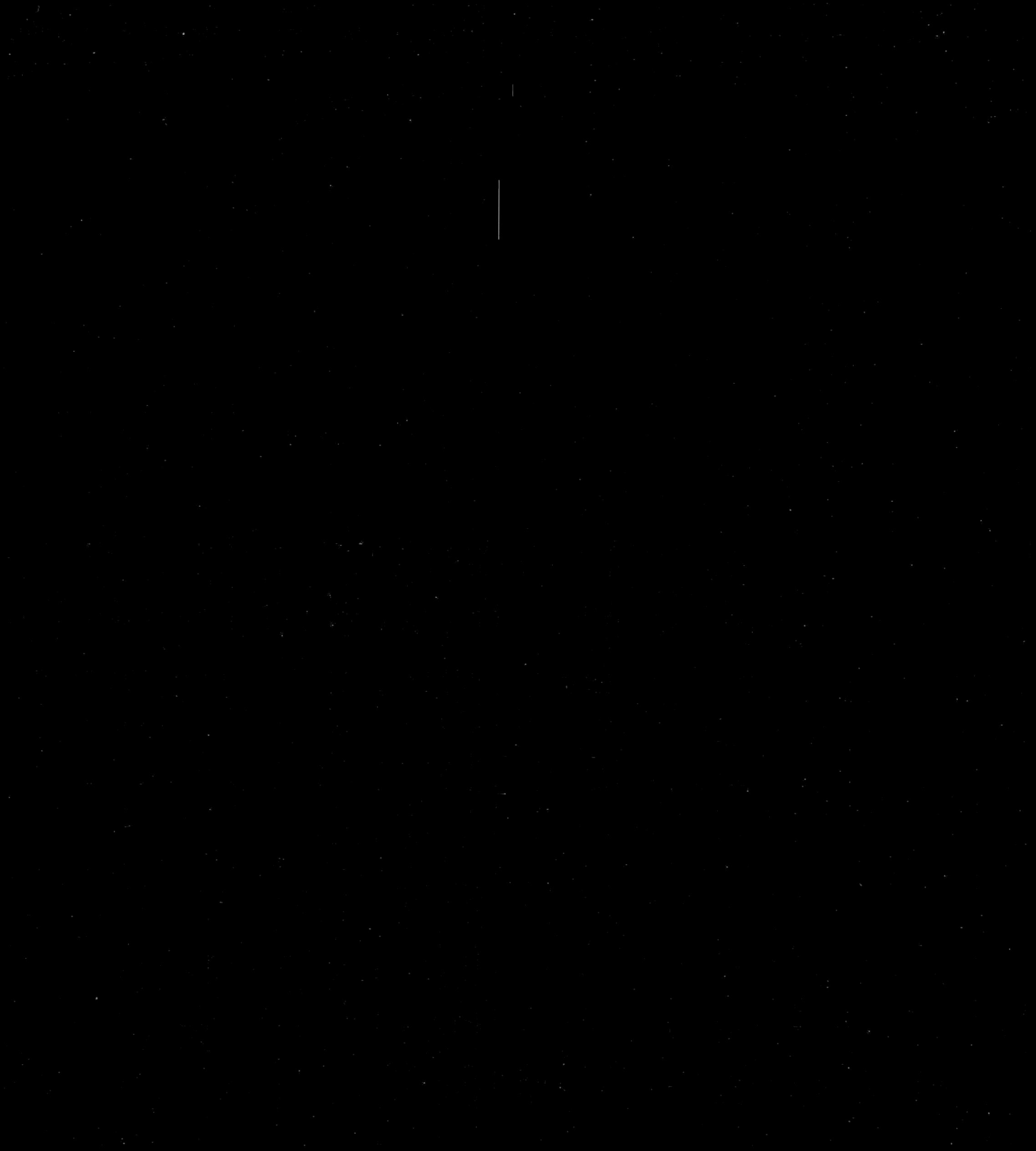

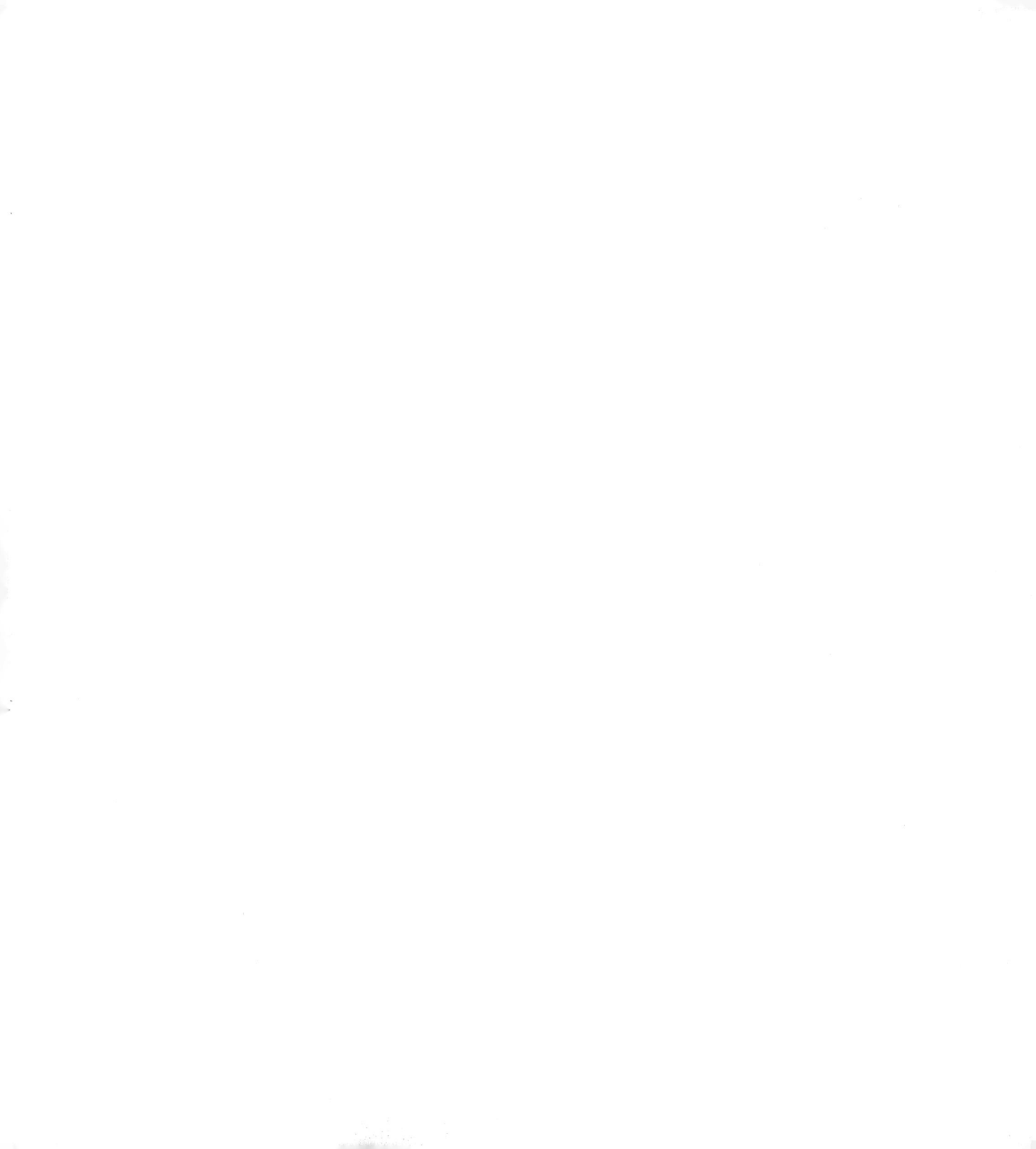